W0055916

Simon Sahner

Beim Lösen der Knoten

Simon Sahner

Beim Lösen der Knoten

Nachdenken über Krebs

OKTAVEN

1. Auflage 2023

Oktaven

im Verlag Freies Geistesleben
Landhausstraße 82, 70190 Stuttgart
www.geistesleben.com

ISBN 978-3-7725-3038-8

⑧ auch als eBook erhältlich

© 2023 Verlag Freies Geistesleben
& Urachhaus GmbH, Stuttgart
Gestaltungskonzept: Maria A. Kafitz
Umschlagfoto: Wolfgang Schmidt
Satz: Bianca Bonfert
Druck: GGP Media GmbH, Pößneck

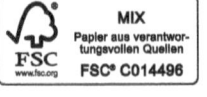
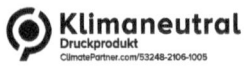

 Entdecken Sie weitere literarische Bücher:
geistesleben.de/oktaven

 und bleiben Sie mit unserem Newsletter auf dem Laufenden:
geistesleben.de/news

Für Martha

1. Einleitung –
Eine Krankheit in Erzählungen

Im Juli 2008 sagte man mir eines Morgens, ich hätte Krebs. Ich war fast 19 Jahre alt und ging noch zur Schule. Als ich die Arztpraxis verließ, in der ich mich gerade einer Untersuchung im MRT unterzogen hatte, trat ich mit Wucht gegen einen Laternenpfahl. Unzählige sich teils widersprechende Emotionen entstanden in diesem Moment zur selben Zeit, körperlich waren sie in allen Extremitäten spürbar und ich versuchte instinktiv, allen zugleich gerecht zu werden. Jede Emotion für sich genommen erforderte eine eigene Reaktion, noch bevor der Verstand sie ordnen konnte, und zur gleichen Zeit wollte der Körper physisch reagieren, wollte die Anspannung lösen, die durch alle Glieder jagte. Der Tritt gegen einen Gegenstand war somit der verzweifelte Versuch des Körpers Schock, plötzliche Verunsicherung, Angst und Verwirrung nach außen zu tragen, sich Platz zu verschaffen, und die mit einem Mal vorhandene panische Energie aus dem Körper zu schleudern. Die Anspannung, die aus dem Innersten des Körpers nach außen drängte, löste sich im Moment des Trittes. Der Raum der Psyche wurde explosionsartig vergrößert, indem Energie nach außen entlassen wurde. Erst jetzt konnte der Verstand mit der Überforderung umgehen, der Körper wurde wieder kontrollierbarer. Er hatte Raum zu agieren. Ähnlich beschreibt Olivia Laing den Drang, Gegenstände zu zerstören in *The Lonely City*.[1] Es kommt zu einem wechselseitigen Zusammenspiel von Psyche und Körper. Erst der Körper, der reagiert, verschafft der Psyche den Raum, um die Emotionen zu ordnen, wodurch im gleichen Moment der Körper seine Anspannung lösen kann.

Es war, als hätten mein Körper und meine Psyche in diesem Moment gemeinsam die Systeme getestet für das, was noch kommen würde.

Mit erschreckender Genauigkeit erinnere ich mich an diesen Moment, habe ihn wie einen leicht verzerrten Film vor Augen. Zumindest meine ich, dass bestimmte Bilder, die ich im Kopf habe, zu diesem Moment gehören. Da gibt es folgende Szene: Ich sehe meinen Fuß, der gegen einen Laternenpfahl tritt, der Pfahl ist grau-schwarz und beklebt mit teilweise abgerissenen Aufklebern, auch eine dünne Schnur ist darum gebunden. Die Sonne scheint schräg von oben, würde ich den Kopf heben, würde ich sie rechts von mir knapp über einem Haus sehen. Ich sehe aber nur den Asphalt und ein Stück der Bordsteinkante, die um eine Kurve geht, in der Kurve steht die Laterne und direkt daneben, halb auf der Straße, halb auf dem Bordstein, das Auto meiner Mutter. So genau ich diese Szene vor Augen habe, so genau weiß ich doch, dass sie bis auf das zentrale Element des Tritts gegen den Pfahl nicht mit dem tatsächlichen Moment übereinstimmt, für den ich sie gespeichert habe. Ich habe eine Erinnerung in meinem Kopf inszeniert. Manchmal stelle ich sogar den Tritt infrage. Erinnerungen sind fragil und beginnt man einmal zu zweifeln, fängt die Sicherheit der eigenen Geschichte an zu bröckeln, das

Bild bekommt Risse. Seit diesem Vormittag im Sommer vor fünfzehn Jahren stand ich mehrmals vor dem Haus, in dem die Praxis des Radiologen war, oder ich lief oder fuhr daran vorbei und stellte bei jedem Mal wieder fest, dass meine Erinnerung nicht mit der damals erlebten Realität übereinstimmen konnte.

Aber ich habe in meinem Kopf diese Szene gespeichert, die ich immer wieder ablaufen lassen kann. Und wie in einem Film, einem Reel auf Instagram oder einem kurzen Video auf TikTok ist sie geschnitten, mit einem Filter belegt worden und nachträglich bearbeitet – sie steht für ein Cluster an Emotionen und ist eine Aneinanderreihung von Bildern, die dazu passen. Krankheit an sich und Krebs im Besonderen sind nicht nur, wie Susan Sontag in ihrem Essay *Krankheit als Metapher* festgestellt hat, unter anderem Metaphern, es sind vor allem Bilder und Erzählungen. In der fiktionalen Literatur, in Filmen, Serien, Memoiren und Beschreibungen der Krankheit wird das Kranksein mit Bildern belegt und in erzählende Abläufe eingebettet. Es wird mit Elementen einer Handlung umschrieben, die Patient:innen *kämpfen* gegen die Krankheit, die *sich ausbreitet* und die *bösartig* ist, als wäre sie ein Lebewesen mit einem Willen, einem Ziel. Tonspuren in Filmen werden verzerrt, Geräusche sind nur dumpf hörbar, um Apathie und Schock auszudrücken, eine verwackelte Kamera soll das verzweifelte Suchen nach Halt vermitteln. Die Bilder und Begriffsfelder dieser Geschichten haben sich fest in das kollektive Gedächtnis gebrannt: das leere Gesicht mit eingefallenen Augen und gänzlich ohne Haare ist das universelle Bild für den Mensch im Kampf gegen die Krankheit, der Körper, der in die Röhre des Kernspintomografen einfährt, das exemplarische Bild für den Moment der Diagnose, der Kranke, noch im Unklaren über sein Schicksal, im Sprechzimmer einer Ärztin.

In der Serie *Breaking Bad* über einen Chemielehrer, der an Lungenkrebs erkrankt und deswegen aus finanzieller Not heraus zum Drogenboss wird, sieht man in der ersten Folge den Kopf des Protagonisten Walter White, der langsam aus der Röhre des MRT herausfährt. Nach dem nächsten Schnitt sitzt White in einem Zimmer vor einem großen Gemälde, die Kamera fährt über einen glänzenden Schreibtisch langsam auf seine Kopfhöhe, er starrt jemanden an, der ihm gegenübersitzt. Ein eindringlicher Pfeifton und dumpf verzerrtes Sprechen sind zu hören, dann sieht man den Mund seines Gegenübers in Nahaufnahme, man hört und sieht, dass er spricht, kann ihn aber nicht verstehen. Es ist offensichtlich ein Arzt. Als die Kamera nach schräg links unten fährt, erkennt man, dass es sich um die Perspektive von White handelt. Sein Blick bleibt an einem deutlich sichtbaren gelben Fleck auf dem weißen Kittel des Arztes hängen. Man könnte jemandem, der mit der Handlung der Serie nicht vertraut ist, diese Szene zeigen und wahrscheinlich könnte die Person erraten, wovon sie ungefähr handelt – so kulturell vertraut sind diese ästhetische Strategie und die Ikonografie der Diagnose, dass sie wie Codes funktionieren. Dadurch haben wir nicht nur eine mentale Galerie der Krankheit, die uns hilft, sie in Filmen und Serien zu erkennen, sondern diese ästhetischen Mittel, mit denen Krebs erzählt wird, nehmen auch Einfluss auf unsere Wahrnehmung und Erinnerung unseres eigenen Erlebens. Sie konstruieren unsere Ängste, unsere Vorahnungen und Sorgen im Umgang mit Krankheit und vor allem mit Krebs. Auch wegen solcher Szenen wie der aus *Breaking Bad* konnte meine Erinnerung an diesen Morgen vor über einem Jahrzehnt selbst eine solche Filmszene werden. Sie ist genauso wie mein gesamtes Erleben der Krankheit, der Chemotherapie und der Untersuchungen von all diesen Erzählungen, Bildern und Szenen beeinflusst. Eine ganze Kultur umgibt diese Krankheit, die kaum zu entwirren ist – versuchen kann man es vielleicht trotzdem.

Ich habe diese Krankheit erlebt, habe mehrere Stufen der Diagnose durchlaufen, acht Monate lang Chemotherapie bekommen, in einer mehrstündigen Operation wurde mir ein Knochentumor aus dem Oberschenkel entfernt und das Kniegelenk vollständig durch eine Prothese ersetzt. Ich habe alle meine Haare verloren, ich habe mich vor mir selbst geekelt, ich habe von Weinkrämpfen geschüttelt abends auf meinem Bett gesessen, weil ich nicht ins Krankenhaus wollte, und bin dann doch in die Notaufnahme gefahren. Ich hatte Krebs. Ich bin gesund, aber noch nicht geheilt. Wenn der Krebs nicht wiederkommt, gelte ich in einigen Jahren als geheilt. Im Moment bin ich gesund. Es geht mir gut.

Krebs. Es scheint allein der Name der Krankheit zu sein, der auf eine Weise Ängste auslöst, wie es kaum eine andere Bezeichnung für ein körperliches Leiden vermag. Schon in den 1970er Jahren zitiert Susan Sontag den Psychiater Karl A. Menninger mit der Behauptung, dass «schon dem bloßen Wort «Krebs» nachgesagt wird, manche Patienten zu töten, die der Bösartigkeit ihrer Krankheit, an der sie leiden, sonst nicht (so schnell) erlegen wären.»² Krebs ist eine Krankheit, so wirkt es, die mit solch einer kulturellen Wucht verbunden ist, dass das Aussprechen ihrer Bezeichnung als Diagnose sie zu verschlimmern scheint. Diesem kulturellen Konstrukt einer Krankheit möchte ich hier auf den Grund gehen und es meinem eigenen Erleben gegenüberstellen. Ich möchte meinem eigenen Verhältnis zu dieser Krankheit näher kommen, die zu meiner Krankheit wurde. Ich möchte herausfinden, wie sich meine ganz persönliche Erfahrung in die kulturelle Geschichte von Krebs einfügt, wie sie damit verwoben ist, wie sie sich an ihr reibt und sie bricht. Vielleicht gelingt es mir dann besser zu verstehen, was die Diagnosen, die Monate der Therapie und die Jahre danach mit mir gemacht haben und bis heute machen. Aber auch, um festzustellen, wie sich die Geschichten, Bilder und Mythen, die die Krankheit Krebs umranken, mit der Realität des Leidens und Lebens damit vereinbaren lassen. Wie sie auf mich wirkten, in Momenten der Unsicherheit, der Angst, aber auch der Zuversicht. Dieses Erleben ist unter anderem in zahlreichen Beschreibungen der Krankheit dokumentiert, die genauso wie Filme, Serien, Romane und unsere Art über die Krankheit zu sprechen, beeinflussen, wie wir emotional auf die Erwähnung und das Auftreten von *Krebs* reagieren.

Sontag näherte sich Ende der 1970er Jahre auf faszinierend distanzierte Weise der Krankheit, die sie selbst erlebt hatte und an der sie schließlich Jahrzehnte später sterben würde. Audre Lorde, Christoph Schlingensief und Wolfgang Herrndorf dokumentierten auf ganz unterschiedliche Weise das Leben mit Krebs in Tagebüchern,

Ruth Schweikert erzählt in fragmentierten Textteilen von ihrer Erkrankung, Fritz Zorn bäumt sich in *Mars* mit geradezu überheblicher Geste gegen die Krankheit auf und Anne Boyer stellt ihr eigenes Kranksein in einen Kontext von Klasse, Hautfarbe und Macht. Das sind nur einige der Texte und Erzählungen, deren Lektüre dieses Buch begleitet hat, zahlreiche mehr tauchen in den Zeilen dieses Textes auf, lenken und tragen ihn. Krebs scheint zum Schreiben anzuregen. Die Krankheit bedarf offenbar insbesondere für Autor:innen einer schriftlichen Konfrontation. Gleichzeitig findet das Schreiben über die eigene Krankheit seinen Ausgangspunkt vielleicht im Schweigen im Alltag. Denn genau wie Susan Gubar in ihrer Krankheitserzählung *Memoir of a Debulked Woman* feststellt, dass sie «auf der Tastatur ausdrücken kann, was sie nicht erträgt auszusprechen»,[3] musste auch ich feststellen, dass ich über mein Erleben selten redete und bis heute wenig darüber spreche. Vielleicht brauchte es auch für mich erst diesen Weg über die Tastatur eines Computers im Austausch mit anderen geschriebenen Stimmen. Die Autor:innen all dieser Werke und vieler anderer Krankheitserzählungen bilden ein dichtes Referenznetz untereinander. Sie beziehen sich aufeinander und gehen auf vorangegangene ein, jeder Satz ein Teil einer Konversation über das Leben mit einer Krankheit, die unsere westliche Kultur in den letzten hundert Jahren geprägt hat, wie nur wenige andere – mit ihr auf einer Stufe stehen wahrscheinlich nur noch AIDS und COVID-19. Die COVID-19-Pandemie im Vergleich mit Krebs oder AIDS ist ein Beispiel dafür, wie unterschiedlich die Krankheiten sein können, die Kulturen verändern und prägen. Wie eine Krankheit Gesellschaften und Kulturen formt, wie eine Krankheit selbst Kulturen um sich herum schafft, das hängt von vielen Faktoren ab: Von der Art ihrer Entstehung, von der Frage der Übertragbarkeit, von der Verbreitung und ihrem Verlauf. AIDS und Krebs sind alt genug, um all das zu betrachten. Es wird spannend sein, in einigen Jahren oder Jahrzehnten die Geschichten zu COVID-19 zu lesen. Für den Moment bleiben wir bei denen über Krebs.

Während ich diese literarischen Annäherungen an eine Krankheit, die ich selbst hatte, und fiktionale Geschichten über sie lese und höre, während ich diesem Gespräch beiwohne, in dem sich Menschen unterschiedlicher Herkunft, unterschiedlichen Geschlechts und unterschiedlicher Jahrzehnte austauschen, möchte ich selbst eingreifen. Beim Lesen mancher Formulierungen, mancher Sätze und Erkenntnisse, beim Betrachten mancher Szenen und Momente nicke ich zustimmend, dann wieder verziehe ich zweifelnd das Gesicht, weil es mir anders erging, weil mich der Umgang mit Erlebnissen, die ich persönlich kenne, irritiert. Und genau wie Gubar es über ihre eigene Auseinandersetzung mit Krebs schreibt, helfen mir diese anderen Stimmen im Gespräch selbst zu denken, bei meinem Versuch meinen Gedanken eine Richtung zu geben. Immer dann, wenn Gubar Schwierigkeiten hat, ihrem Erleben eine Form in Sätzen zu geben, «bersten» ihre Zeilen mit Stimmen anderer, solange bis sie selbst ihre Gedanken wieder fassen kann.

So entsteht ein Gespräch über eine Krankheit, die für alle ähnlich und vollkommen anders zugleich ist. Die chirurgische Entfernung der Brust im Falle von Brustkrebs ist sowohl psychisch als auch physisch nicht vergleichbar mit der Entfernung eines Knochentumors am Knie, wie ich sie erlebt habe, und beides nicht mit der Entnahme von Teilen mehrerer Organe, die Susan Gubar aufgrund von Eierstockkrebs über sich ergehen lassen musste. Die Vorstellung einen Tumor im Kopf zu haben, der zu Gesichtsfeldausfällen führt, wie es bei Wolfgang Herrndorf der Fall war, erfordert eine andere Auseinandersetzung mit der Krankheit, als die Gefahr ein Bein zu verlieren. Ein Mensch, der eine Chemotherapie erlebt hat, wird aber unabhängig von der Art seiner Krebserkrankung vielleicht wissend nicken, wenn ich den Eisengeruch der Handflächen erwähne, nachdem Cisplatin, eine giftige, eisenhaltige Substanz, in den Körper geleitet wurde. Dieser Mensch wird es vielleicht verstehen, wenn ich beschreibe, dass der eigene Körper Ekel hervorruft, weil er mit Giften angefüllt ist. So wie ich bei der Szene zusammengezuckt bin, in der sich die Kloschlüssel vor Walter White mit orange-rotem Urin füllt. Und trotzdem erlebt jede:r die Krankheit anders.

Das beginnt schon bei ihrer Wahrnehmung als Krankheit. Anders nämlich als es Fritz Zorn in seiner literarischen Krankheitsgeschichte *Mars* beschreibt, erschien mir meine vermeintliche Erkrankung im Juli 2008 nicht als die zwingende Folge meines Lebens. In der Wahrnehmung des jungen Schweizers aber, der Mitte der 1970er Jahre an einem malignen Lymphom erkrankte und später daran starb, war die Krankheit eigentlich unvermeidbar:

«Ich bin jung und reich und gebildet; und ich bin unglücklich, neurotisch und allein. Ich stamme aus einer der allerbesten Familien des rechten Zürichseeufers, das man auch die Goldküste nennt. Ich bin bürgerlich erzogen worden und mein ganzes Leben lang brav gewesen. Meine Familie ist ziemlich degeneriert, und ich bin vermutlich auch ziemlich erblich belastet und milieugeschädigt. Natürlich habe ich auch Krebs, wie es aus dem vorher Gesagten eigentlich selbstverständlich hervorgeht.»[4]

Für Zorn ist seine Krebserkrankung das Ergebnis eines verlogenen Lebens, die Reaktion des Körpers auf unausgesprochene und unterdrückte Emotionen, die geradezu erschreckend logische Folge seiner Lebensführung. Krebs sei nicht nur eine körperliche Krankheit, sondern auch eine seelische, von der es «ein Glück [sei], dass sie endlich ausgebrochen ist.»[5] Eine Erlösung scheint es zu sein, als Zorn endlich erfährt, dass er Krebs hat. Die Krankheit bestätigt in seinen Augen nur, was er immer wusste: Er lebte von Geburt an ein falsches Leben. Es war – so seine Sicht – aus den Umständen seiner familiären Herkunft schon ersichtlich, dass er eines Tages Krebs bekommen würde. Nur eine Frage der Zeit. Diesen Versuch, der Krankheit wenn schon keinen Sinn, so doch wenigstens eine Logik abzuringen, kann man noch als die verzweifelte Scheinerkenntnis eines kranken jungen Mannes anerkennen, der keinen sinnlosen Tod sterben will. So sehr widersetzt sich Zorn jedem Anschein von Sinnlosigkeit, dass er seine Krankheit als dramatische Folge von fehlender sexueller Erfüllung, unterdrückter Emotionen und einem Leben im Falschen sieht. Die Selbstüberhöhung in der Erkenntnis seiner Situation, die dem Tod letztlich noch eine Würdigung verleihen soll – schließlich sei es besser an etwas zu sterben, was man durchschaut habe – kulminiert schließlich in der zutiefst rassistischen Behauptung, er sterbe einen menschlicheren Tod als nicht-*weiße* Menschen (er schreibt das N-Wort aus), die sich ihrer Lage nicht bewusst seien.

Viel mehr noch irritiert, wie auch der Schriftsteller Adolf Muschg in seinem Vorwort die Sichtweise von Fritz Zorn übernimmt. Auch für Muschg ist die gesellschaftliche Grundlage der Krebserkrankung nicht infrage zu stellen, sondern eine Tatsache: «Man «wird» nicht krank, außer man «ist» es schon,»[6] behauptet er, die triumphierende Erkenntnis Zorns übernehmend, und kommt zu dem Schlussurteil über das Buch: «Im Krebskranken ist schuldig gesprochen, was uns *alle* am Leben hindert. Im Nachweis dieses Zusammenhangs, geführt mit den letzten Reserven eines gesunden Aufbegehrens und besiegelt mit dem Tode, liegt die bewegende Kraft dieses Buches.»[7] Zwar ist eine körperlich-erbliche Voraussetzung, die das Risiko an Krebs zu erkranken ansteigen lässt, durchaus in manchen Fällen nachweisbar, aber die selbstbewusste Diagnose gesellschaftlicher oder psychischer Gründe für die Krankheit ist absurd und erscheint verzweifelt. Für Muschg allerdings war die Auseinandersetzung mit Zorns Text auch eine Art persönliche Notwendigkeit, wie er einige Jahre später in seinen Frankfurter Vorlesungen zugibt. Er spricht da von einem «Bedürfnis, mich von einer Krankheit abzusetzen, die in meinen eigenen Lebensängsten eine Schlüsselrolle gespielt hat.»[8] Doch auch hier ist die Ansicht, Krebs sei vor allem auch eine Sache des Kopfes und des Charakters zentral für seinen Umgang damit. Die Krankheit sei das «Todesurteil des verinnerlichten Über-Ich über das unter menschlichen Geboten erstarrte, von eigenem Ungenügen gelähmte Individuum.»[9] Krebs als Krankheit einer Zivilisation, die den Menschen dazu bringt, sich selbst als unwert zu empfinden, Krebs die «unglückliche Verschwörung, zu der sich Kopf und Zelle [...] gegen das physische Überleben verbünden [...].»[10] Genau wie in *Mars* spürt man auch in dieser Reflexion von Muschg nur wenige Jahre später das letzte Aufbäumen, die Literatur gewordene Kapitulation vor einer Krankheit, für die es oft keine Erklärung gibt.

Mit seiner Wahrnehmung von Krebs ist Fritz Zorns drei-teiliger Essay, der 1977 erschienen ist, nicht zuletzt auf erstaunliche Weise das perfekte Beispiel für eine der Kernaussagen von Susan Sontags Auseinandersetzung mit Krebs in ihrem Essay *Krankheit als Metapher*, der zwei Jahre nach Zorns Tod erscheint: «So glauben heute viele, dass Krebs eine Krankheit unzureichender Leiden-schaft sei, die diejenigen befalle, die sexuell unterdrückt, gehemmt, unspontan sind und unfähig, Wut auszu-drücken.»[11] Und sogar Christiane Lenker, die 1984 in einer so betitelten «Antwort an Fritz Zorn» seine Verzweif-lungshaltung ablehnt und ihre Erkrankung im Titel gar als *Chance* sehen will, stellt die suggestive Frage, ob «die Krankheit ein Ausdruck unterschwelliger Todessehnsucht ist.»[12] Auch wenn sie sich im Laufe ihres autobiografi-schen Textes von dieser Perspektive abwendet, beschreibt sie ausführlich, wie sie den Grund für ihre Erkrankung in der Überbehütung als Kind suchte oder darin, dass sie bisher kein eigenes Kind bekommen hat. Kinderlosig-keit als Ursache für Krebs bei Frauen, quasi die Strafe des Körpers für die Weigerung, den Körper im vermeintlichen

Sinne des Frauseins zu nutzen, war lange eine akzeptierte Sichtweise und ist ein Beispiel dafür, dass Misogynie vor keinem Bereich Halt macht.

Es liegt daher nahe, Sontags analytischen Essay auch im Kontext der Krankheitsbeschreibungen von Zorn und Lenker zu lesen. Ihre Auseinandersetzung mit dem Thema ist ein Anschreiben gegen diese Metaphorisierung der Krebserkrankung in einer Zeit, als diese Sichtweisen auch in medizinischen Kreisen noch ernst genommen wurden. Denn natürlich hat die Entstehung von Krebs nichts mit gesellschaftlichen Dynamiken und der Unmöglichkeit eines richtigen Lebens im Falschen zu tun. Und trotzdem erscheint mir der Umstand, dass diese Theorie einer *Krebspersönlichkeit* entstehen konnte, nicht vollends abwegig. Unzweifelhaft falsch zwar, aber nicht unlogisch. Die nachvollziehbare Entstehung dieser Perspektive, macht sie aber nicht weniger irrational und gefährlich. In ihr drückt sich der verzweifelte Versuch aus, eine gewisse Souveränität gegenüber der Krankheit zu erlangen. Zorn ermächtigt sich der Deutungshoheit über die Krankheit und erklärt sie nicht zum Beginn seines Leidensweges, sondern zur Erlösung. Lenker hingegen sieht darin eine Chance, einen Neuanfang. Die Perspektiven gleichen sich dennoch in der Annahme, dass es andere als körperliche Gründe für die Entstehung der Krankheit geben könnte. Doch auch, wenn ich den Reiz der Überheblichkeit, die insbesondere Fritz Zorn gegenüber der Diagnose einnimmt, nachvollziehen kann, kommt mir die Haltung wie eine Leugnung von Tatsachen vor. Ich hatte meine Diagnose nicht erwartet.

Und das obwohl es vielleicht sogar Gemeinsamkeiten zwischen Zorn und mir gab. Die Villa an der Züricher *Goldküste* ist zwar sicher nicht vergleichbar mit einem Einfamilienhaus im süddeutschen Nordbaden an den Ufern des Neckars, wo ich aufgewachsen bin, und auch Zorns familiäre Umstände lassen sich zum Glück nicht mit meiner Kindheitserfahrung zusammenbringen, aber seine grundsätzlichen gesellschaftlichen Diagnosen lassen sich nicht auf das reiche Bürgertum am rechten Zürichseeufer beschränken. Aufgewachsen in einer westeuropäischen Wohlstandsgesellschaft waren wir beide, umhegt von unreflektierten Privilegien. Die Selbstverständlichkeit, mit der der eigene angenehme bürgerliche Lebensstandard in einem *weißen*, heterosexuell geprägten Umfeld als die Norm angesehen wird, verdeckt die Fragilität solcher Lebensentwürfe im Kontext gesamtgesellschaftlicher Realitäten. Erst nach und nach werden die Grenzen der hier gelebten Ideale von Kleinfamilien in sicheren Umständen sichtbar, Brüche werden erkennbar, die Fragen danach aufwerfen, wessen Maßstab von Normalität hier gelebt wird und wie sehr man die eigene Perspektive absolut setzt. Was Fritz Zorn in zerstörerischen Extremen beschreibt, zieht sich in unterschiedlichem Ausmaß durch viele bürgerliche Mittelschichtsmilieus. So gesehen, waren unsere Lebensumstände vermutlich nicht so weit voneinander entfernt, wie sie auf den ersten Blick scheinen mögen. Unglücklich, neurotisch und allein jedoch war ich nicht. Es stellte sich auch bald heraus, dass ich zu diesem Zeitpunkt im Sommer 2008 keinen Krebs hatte. Etwa neun Jahre später bekam ich die gleiche Diagnose noch einmal. Diesmal stimmte sie.

War meine Familie inzwischen degeneriert? War ich unglücklich geworden? War ich neurotisch und allein? Nein,
im Gegenteil, ich hatte mein Masterstudium abgeschlossen und war gerade aus einer Wohngemeinschaft in meine
erste eigene Wohnung gezogen. Ich hatte einen Kreis sehr
enger Freund:innen, seit wenigen Monaten eine Stelle als
Doktorand eines Graduiertenkollegs und war mit einer
jungen Frau zusammen, die bereits ein Kind hatte. Wenn
Krebs die logische Folge von Lebensumständen wäre,
dann hätte die Diagnose im Sommer 2017 erneut falsch
sein müssen. War sie in gewisser Weise auch. Sie war sogar
noch schlimmer, aber das erfuhr ich erst einige Wochen
später. Der Weg zur Gewissheit darüber, was im eigenen
Körper vorgeht, ist selten so geradlinig, wie es uns Erzählungen der Krankheit zeigen wollen.

Sontag hat Krebs als die «Krankheit, die nicht anklopft,
bevor sie eintritt»[13] beschrieben. In meinem Fall war sie
fast zehn Jahre zuvor schon einmal auf der Straße vor dem
Haus gestanden, war vermutlich in den kommenden Jahren immer wieder unbemerkt vorbeigelaufen und hatte
dann endlich einen Zugang zum Haus gefunden. Da hatte
man sie dann durch den Türspion der Wohnung gesehen,
aber nicht so richtig erkannt, bevor sie dann mit Wucht
die Tür eingetreten hatte und im Flur stand. Es dauerte anders gesagt fast zehn Jahre bis aus dem, was man zunächst
fälschlicherweise als bösartigen Tumor oberhalb meines
Knies identifiziert zu haben meinte, tatsächlich ein bösartiger Tumor geworden war und als solcher erkannt
wurde. Meine Krankheitsgeschichte ist etwas komplizier-
ter als Sontags pointierte Aussage.

So griffig und beinahe perfekt aphoristisch Sontags eigene Metapher erscheint, als so doppeldeutig erweist sie sich außerdem auf einen zweiten Blick. Entweder kann sie sich darauf beziehen, dass die Krebsdiagnose häufig unerwartet kommt, sprichwörtlich wie aus heiterem Himmel, oder aber sie verweist auf die Heimlichkeit, mit der die Krankheit sich manchmal über Jahre entwickelt, bevor sie schließlich offen zutage tritt oder entdeckt wird – in beiden Fällen hätte sie sich nicht vorher angekündigt.

In dieser Janusköpfigkeit von Sontags Aphorismus verbirgt sich auch eine weitere Besonderheit von Krebs: Die Frage nach dem Beginn der Krankheit. Sie tritt eben nicht einfach eines Tages durch die Haustür und steht drei Schritte später im Esszimmer – genauer betrachtet ist die so perfekt anmutende Metapher sogar schlicht falsch. Die Darstellung der Krankheit in der (Populär-)Kultur aber unterstützt diese Sicht und sorgt dafür, dass sie erst einmal schlüssig erscheint. In der Handlung der Serie *Breaking Bad* dauert es von seinem ersten Zusammenbruch nur wenige Stunden bis Walter White seine sichere Diagnose erhält: inoperabler Lungenkrebs, mit Chemotherapie hat er noch ein paar Jahre zu leben. Hatte White bis dahin nur ein leichtes Husten bemerkt, leidet er von diesem Moment an immer wieder an schweren Hustenanfällen, als hätte sich sein Körper im Moment der Diagnose entschieden mit heftigen Symptomen zu reagieren. In der Fiktion der Serie reagiert der Körper des Kranken in der gleichen Weise auf die Krankheit, wie Whites Umfeld und er selbst: Die Diagnose markiert den Beginn der Erkrankung, obwohl sie vermutlich schon seit Jahren aktiv war. In der Realität – in diesem Fall bei mir – aber kann es zu Monaten absoluter Absurdität kommen, gerade weil sich die Krankheit nicht offenbart und sie gefühlt allein durch das Wort einer Ärztin entsteht, was bei genauerer Betrachtung dem Gefühl eines illokutionären Sprechakts gleichkommt, bei dem das Sprechen eine Handlung vollzieht: So wie der Standesbeamte zwei Menschen zu Ehepartner:innen erklärt, kam es mir so vor, als hätte mich der Mensch im weißen Kittel, der mir an einem heißen Augustvormittag 2017 gegenübersaß, in diesem Moment für krank erklärt und die Krankheit damit erst ausgelöst. «Ich erkläre Sie hiermit für krebskrank, Sie dürfen die Wand jetzt anschreien.» Ich habe die Wand nicht angeschrien.

Wie bedeutend die Diagnose für den gefühlten Beginn der Krankheit ist, zeigt sich nämlich nicht zuletzt daran, dass Krebspatient:innen im besten Fall bis zu ihrer Heilung keine Symptome der Krankheit zu spüren bekommen. Die paradoxe und zugleich vorteilhafte Situation die Krankheit zwar zu entdecken, sie selbst aber quasi niemals zu bemerken, spricht manchmal für einen günstigen Verlauf. Gleichzeitig kann das Fehlen von Symptomen selbst zur Herausforderung werden. Je nachdem, ob die Chancen auf eine Heilung prinzipiell gut stehen oder nicht. Wolfgang Herrndorf, der angesichts eines Glioblastoms, eines Gehirntumors, davon ausgehen musste, wenn schon nicht innerhalb weniger Monate, so doch mit an Sicherheit grenzender Wahrscheinlichkeit innerhalb weniger Jahre zu sterben, beschreibt es in *Arbeit und Struktur* als beruhigend, wenn er Symptome spürt. Es fühle sich richtig an, Kopfschmerzen zu haben oder müde zu sein: «Das

Unangenehmste an der Krankheit: Dass man sich nicht krank fühlt.»[14] Dass er oft das Gefühl hat, vollkommen gesund zu sein, verschafft ihm angesichts des beinahe sicheren Todes in absehbarer Zeit ein Gefühl der kognitiven Dissonanz. Mich stellte meine relative Symptomlosigkeit auf andere Weise vor eine Herausforderung. Sämtliche körperlichen Beschwerden, unter denen ich während acht Monaten intensiver Behandlung litt, waren in erster Linie eine Folge dieser Behandlung selbst und lediglich indirekt der Krankheit zuzuschreiben. Die Schmerzen, die Erschöpfung, die Krankenhausaufenthalte – jede körperliche und emotionale Auswirkung der Behandlung musste ich selbst meiner Krankheit zuweisen. Weil mein Körper keinen spürbaren Grund dafür lieferte, der das Durchleiden dieser Zeit, der Schmerzen und der Erschöpfung rechtfertigte, oblag es mir selbst, mir die tatsächliche Existenz der Krankheit immer wieder ins Gedächtnis zu rufen. Als ich nach acht Monaten zum letzten Mal das Krankenhaus verließ, hatte ich abgesehen von mechanischen Einschränkungen durch einen Knochentumor keinerlei Symptome verspürt, die eindeutig meiner Erkrankung zuzuordnen waren. Genauso gut hätte der Tumor völlig harmlos gewesen sein können – ein Hindernis für das Gelenk statt eines bösartigen Tumors mit dem Potenzial in die Lunge zu metastasieren. Gutartig oder bösartig war für mein körperliches Empfinden – glücklicherweise – keine Frage der erlebten physischen Realität, sondern der Diagnose.

Den Moment der Diagnose beschreibt Anne Boyer in *Die Unsterblichen* als «gegen die Härte von Sprache zu prallen, ohne auch nur eine Stunde weicher Unbestimmtheit zu erhalten, um sich darin mit präventiver Sorge [...] zu beruhigen.»[15] Was Boyer mit der «weichen Unbestimmtheit» umschreibt, kenne ich hingegen als ein Gefühl angespannter Apathie, das mich bei ärztlichen Terminen nie mehr verlassen hat, seit ich – fast zehn Jahre zuvor – vor der radiologischen Praxis gegen die Laterne getreten hatte, und das mich bis heute bei jeder Untersuchung, sei sie noch so harmlos, begleitet. Es ist das Wissen um eine Unebenheit im sonst glatten Verlauf der Tage, Wochen und Monate, das Gefühl, dass etwas das erwart- und planbare Fortschreiten von Eigenzeit und damit von Leben in eine konkrete Zukunft aufhalten oder verzögern könnte. Was für Boyer die wenn auch sorgenvolle Hoffnung war, dass vielleicht doch alles in Ordnung sein könnte, war (und ist teilweise bis heute) für mich das Gefühl auf dem Dach eines brennenden Hauses zu stehen, der Weg zurück ist versperrt, die stabile Vergangenheit verloren und nur der Sprung nach vorne kann Rettung sein – oder eben nicht. Ich kenne dieses Gefühl aus den Tagen vor meinen Diagnosen und heute noch vor Untersuchungen: Der Termin ist unabwendbar, ihn nicht wahrzunehmen, würde bedeuten, sich potenziell in Gefahr zu bringen, gleichzeitig bedeutet jeder Tag, jede Stunde bis dahin, mehr Zeit ohne die lebensverändernden Umwälzungen einer möglicherweise fatalen Diagnose. Dass genau diese Situation des Wartens eine ganz eigene Art der Angst erzeugt, ist die bittere Ironie dieser Zeit vermeintlich sanfter Unsicherheit.

2. Fehldiagnose –
Riss im Selbstverständnis

Die Geschichte meiner Krankheit beginnt an keinem bestimmten Punkt. Rückblickend fühlt sich auch die Angst vor Krebs, die ich schon Jahre vor der Fehldiagnose und bis zum tatsächlichen Entstehen der Krankheit empfunden habe, wie eine Vorbereitung darauf an. Meine Krankheitsgeschichte beginnt nicht mit der Fehldiagnose. Sie beginnt auch nicht beim leisen Verdacht, dass es nun doch Krebs sein könnte. Vielleicht hat sie nie richtig begonnen, weil alles stufenweise geschah bis ich mich irgendwann mit Schläuchen im Hals in einem Krankenhausbett wiederfand.

Vielleicht habe ich deshalb nicht die Wand angeschrien, als ich gegen die Härte der Sprache geprallt bin. Denn so treffend Boyers Bild für manche sein mag, traf es auf mich nicht zu, deutet es doch einen langen Anlauf an, an dessen Ende die erschütternde Tatsache wartet. Ich aber fiel eine Treppe hinab, Stufe um Stufe. Als ich unten angelangt war, war ich zu müde und zu verwirrt um zu schreien. 2008 erklärte mir ein Radiologe fälschlicherweise, ich hätte Krebs, oder besser gesagt, er erklärte es meiner Mutter und überließ es ihr, mir die Nachricht zu überbringen. Ich war zu diesem Zeitpunkt volljährig, von allen ethischen Einwänden einmal abgesehen, hätte er mit meiner Mutter gar nicht sprechen dürfen. Eine Biopsie in der Universitätsklinik in Heidelberg entlarvte die Diagnose wenige Wochen später nicht nur als falsch, sondern auch als auf unverantwortliche Weise voreilig. Es handelte sich um ein Knochenfibrom, harmlos, zu diesem Zeitpunkt, Entartung – wie es in der Medizin immer noch heißt – nicht zu erwarten.

Wenn sich eine Krebsdiagnose als falsch herausstellt, ist die Erleichterung, die man in diesem Moment erfährt, fast so mächtig, wie es der Schock im Moment der Diagnose war. Doch so sehr sie Angst und Anspannung verschwinden lässt, kann sie doch nicht den alten Zustand wiederherstellen. Es bleibt etwas zurück. Die Nachricht, dass man mit großer Sicherheit an Krebs erkrankt sei, hinterlässt etwas vergleichbar mit einer Narbe auf dem Selbstverständnis der Privilegierten einen gesunden Körper zu haben. Für etwa 24 Stunden mit der Gewissheit zu leben, Krebs zu haben, und weitere Wochen zumindest in der Angst vor der Bestätigung der Krankheit zu existieren, ist eine Erfahrung, die am Ende stärker wirkt, als der Widerruf der Diagnose. Die Biopsie, zwei Tage im Krankenhaus und das wochenlange Warten auf die Ergebnisse brannten eine Unsicherheit in mein Bewusstsein, die mich seitdem nie wieder verlassen hat. Ich war die erste Treppenstufe hinuntergefallen.

Bis ich die zweite Stufe hinabfiel, vergingen fast neun Jahre. Neun Jahre, in denen ich diesen Sommermorgen mit fast 19 Jahren manchmal vergaß, in denen mein Verhältnis zu Krankheit und Körper aber verändert war. Eine Fehldiagnose, die als solche enttarnt wird, schafft eine absurde Situation, indem sie zur selben Zeit beruhigt und verunsichert. Sie trägt einerseits zu einem medizinischen Mythos bei, der viele Menschen durch Kindheit, Jugend und das junge Erwachsenenalter trägt: Die meisten Symptome sind harmlos und die Hausärzt:innen sind in erster Linie dafür zuständig, das zu bestätigen. Gleichzeitig zeigt uns die Fehldiagnose andererseits für einen kurzen Moment die Realität einer Krankheit, die wir sonst nur in diffusen Bildern der Sorge kennen. Die falsche Diagnose schafft für die Zeit bis zu ihrem Widerruf eine Phase, in der wir die Realisierung unserer Ängste durchleben.

Ich hatte schon immer Angst vor Krankheiten. Die Angst davor an etwas, insbesondere an Krebs zu erkranken zieht sich durch große Teile meiner Kindheit und Jugend bis zu dem Moment als diese Angst tatsächlich Wirklichkeit zu werden schien und später dann wurde. Auch wenn mir der Grund für diese frühe Angst vor Krankheiten und insbesondere Krebs nicht ganz klar ist, gibt es Hinweise. Es gab Krebsfälle in meiner Familie, drei meiner Großeltern sind daran gestorben, von denen ich nur eine Großmutter noch kennengelernt habe. Dadurch war die Krankheit in meiner Kindheit als diffuses emotionales Rauschen präsent. Auch wenn ich nicht genau wusste, was Krebs eigentlich bedeutet, außer dass etwas im Körper wächst, das tödlich sein kann, war mir die Existenz dieser potenziellen Gefahr bewusst.

Zudem hatte ich einmal beim Spielen eine blutige Spritze gefunden und angefasst. Die sorgenvollen Erklärungen meiner Eltern, dass ich das unter keinen Umständen wieder tun dürfe wegen der Gefahr des HI-Virus und anderer Krankheiten, versetzte mich für Tage in Angst. Gleichzeitig war meine Kindheit sehr behütet und harmonisch. Was für die Entwicklung eines Kindes zunächst natürlich von Vorteil ist, schafft jedoch auch Potenzial für die Angst vor einer Zerstörung dieser kindlichen Ruhe.

Mehrere Momente meiner Kindheit kommen mir in den Sinn, in denen ich mir sicher war, ich hätte einen Gehirntumor, weil ich einmal ein Gespräch mitbekommen hatte, in dem es um ein Kind ging, hinter dessen einem Auge ein Tumor entdeckt worden war. Von dem Moment an war jeder Kopfschmerz ein Indikator dafür. Jedes unerwartete Drücken, jedes Ziehen, für das es keine direkt erkennbare und harmlose Erklärung gab, war ein Hinweis auf eine schwere Erkrankung und diese Krankheit war meistens Krebs. Christiane Lenker beschreibt in ihren Krankheitserinnerungen das gleiche Angsterleben in ihrer Kindheit: «Doch bei der kleinsten Blähung meines bisher kerngesunden Leibes dachte ich an Krebs.»[16] Krebs ist für Menschen, für die sich Kranksein in erster Linie symptomatisch ausdrückt, oft die vorstellbarste schwere Erkrankung – es ist seit dem 20. Jahrhundert die «Leitkrankheit Westeuropas und der USA»[17], schreibt die Historikerin Bettina Hitzer in *Krebs fühlen* und der Mediziner und Autor Siddharta Mukherjee nennt Krebs «*die* Krankheit unserer Generation.»[18] Die Vorstellung, dass man selbst, das nahe Umfeld oder gar jemand aus der Familie an Krebs erkranken könnte, ist die Grundangst vieler Menschen, wenn es um körperliches Leid geht. Es ist die tödliche Krankheit, die für viele und so auch schon für mich als Kind als am ehesten fassbar und vor allem als am ehesten denkbar erscheint. Vor allem zwei Umstände spielen eine entscheidende Rolle dabei, dass sich Krebs zur omnipräsenten Angstfantasie entwickeln konnte.

Hitzer schreibt in ihrem Buch über Emotionen und Krebs im 20. Jahrhundert erstens, dass die Angst vor Krebs vor allem eine Angst vor Unsicherheit in einer Zeit ist, in der «Sicherheit zunehmend zu einem gesellschaftlichen Leitbegriff wurde.»[19] Was im Kleinen für das Erleben meiner kindlichen Ängste gilt, gilt auch für die gesamtgesellschaftliche Situation: Wenn das Leben von den ökonomischen und den sozialen Umständen her wenig Grund zur Sorge bietet, wenn die Abwesenheit von Hunger und körperlicher Gewalt in Form von Krieg oder sozialen Unruhen zum Grundzustand vieler Menschen wird, dann entsteht Raum für andere Sorgen und Ängste. Die manchmal scheinbare und oft tatsächliche Willkür, mit der Krebs auftritt, macht die Krankheit in dieser Situation zum Unsicherheitsfaktor schlechthin. Selbst wenn alles gut ist, gibt es immer noch Krebs. Den anderen Grund für die große emotionale Wucht der Krebsangst sieht Hitzer darin, dass es sich um eine Gefahr handelt, die selten imminent ist. Gefahr plus Zeit ist gleich Angst, könnte man sagen.

Diese beiden Umstände führen dazu, dass Krebs eine Krankheit der Angst werden kann. Denn bei mir konnte Krebs vor allem deswegen Angst auslösen, weil es eine potenzielle Gefahr ist, die sich aufbaut. Sie lässt der Psyche Zeit, sie zu erwarten und sie in angstbesetzte Bilder umzusetzen, lange bevor sie akut werden könnte. Sontag erläutert das indirekt durch die Unterscheidung der metaphorischen Bedeutungen einer Krebserkrankung und eines Herzinfarkts. Letzterer sei ein mechanischer Fehler, eine Krebserkrankung hingegen ein lebendiger Prozess. Ein Herzinfarkt ist in der Vorstellung der meisten Menschen ein Ereignis, das man nicht kommen sieht, auch wenn es in Wahrheit Zeichen gibt, die ihn ankündigen können. Aber es heißt nicht umsonst, jemanden *trifft der Schlag* und auch der englische Begriff der *heart attack* suggeriert einen unerwarteten Angriff; überraschend wie das Auto, das einem plötzlich die Vorfahrt nimmt. Anders als dem Opfer eines Autounfalls oder eines tödlichen Herzinfarkts bleibt Krebspatient:innen selbst nach der Diagnose oft genug Zeit, sich über ihren Zustand ausführlich bewusst zu werden. Susan Gubar erfährt diese Situation sowohl als Chance, sich mit der eigenen Erkrankung auseinanderzusetzen, als auch als Gnade ihrer Familie gegenüber, die nicht mit einem plötzlichen Tod zurechtkommen muss.

Der Soziologe Arthur W. Frank, der zu Beginn der 1990er Jahre über seine Krankheitsgeschichte schrieb, erlitt nicht nur einen Herzinfarkt, sondern erkrankte kurz darauf auch an Krebs. Er beschreibt seinen Infarkt genau wie Sontag als ein mechanisches Problem. Er habe mit seinem Arzt darüber gesprochen, wie über einen Computer, der ein Hardwareproblem hat, oder wie mit einem Mechaniker, der einen Fehler im Motor feststellt, der behoben werden muss.[20] Der Herzinfarkt habe ihn gelehrt, wie schnell Leben aus einem Körper entweichen kann. Seine Angst war, eines Tages schlafen zu gehen und am nächsten Tag nicht mehr aufzuwachen.[21] Eine Krebserkrankung hingegen – könnte man sagen – lehrt, wie langsam ein Körper zerfallen kann, wie lange sich eine Krankheit unbemerkt im Körper ausbreiten kann. Vermutlich wäre erst in den spätesten Stadien einer Krebserkrankung eine ähnliche Angst vor dem Einschlafen, wie Frank sie erlebt, gerechtfertigt. An Krebs erkrankt zu sein, ist ein Zustand, der sich unter Umständen erst nach langer Zeit bemerkbar macht, der den Körper aber bereits von innen heraus angegriffen hat. Nur aus diesem Grund war es möglich, dass mich der Knoten, den ich mit Anfang zwanzig an meinem Hals ausmachte (und der einige Tage später wieder verschwand), in sofortige Krebsangst versetzte. Krebs lässt den Betroffenen Zeit, den eigenen Körper als krank wahrzunehmen. Das kulturell vermittelte Wissen darüber ist der fruchtbare Boden, auf dem diese Ängste wachsen können.

Wie tief diese Ängste in Bildern sitzen und wirken, erfährt auch Lars Lennart Westin der Bienenzüchter in Lars Gustafssons Roman *Der Tod eines Bienenzüchters*. Aufgrund großer Schmerzen lässt er sich untersuchen, als er aber den Brief mit den Ergebnissen erhält, wägt er ab, ob er ihn öffnen sollte oder nicht, denn je nach Inhalt würde sich sein Leben sofort verändern. Über Seiten hinweg spielt er verschiedene Szenarien durch. Den Brief zu ignorieren, würde ihm Hoffnung und Spielraum verschaffen oder aber eine andere Krankheit als Krebs vertuschen, die behandelbar wäre. Ihn zu öffnen, würde ihn entweder von Angst und Unsicherheit erlösen oder sein Leben für immer verändern. Entscheidend ist, dass er die Unwissenheit über die Krankheit als eine sinnhafte Möglichkeit erfährt, weil das Wissen über die Erkrankung vermeintlich einen größeren Einschnitt bedeuten würde als die Krankheit selbst. Das Leben mit Schmerzen und Unwissenheit erscheint ihm erträglicher, als mit dem Wissen um den Grund der Schmerzen zu leben. Hier zeigt sich im Detail, was Hitzer damit meint, wenn sie schreibt, dass Krebsangst vor allem eine Angst vor Unsicherheit in einer Zeit ist, in der Sicherheit zum höchsten Wert geworden ist. Angst vor Krebs ist in vielen Fällen und auch für mich bis heute, die Angst vor dem Verlust der Kontrolle über die eigene Zukunft. Der Bienenzüchter erlebt genau diese kulturell vermittelte Angst, die Deutungshoheit und die Macht über das eigene Leben zu verlieren.

> «Wenn darin steht, daß ich nur noch einige Monate zu leben habe, werde ich dann wie versteinert sein? Gelähmt? Werde ich mich in irgendein Krankenhaus legen müssen? Wahrscheinlich, und die letzten Monate in einem Bett verbringen, mit immer stärkeren Schmerzen, immer magerer und kraftloser werden und nicht mehr Herr meiner eigenen Lage sein.»[22]

Es ist beinahe unheimlich, die eigenen emotionalen Paradoxien so genau dargelegt zu bekommen. Die Angst des Bienenzüchters bezieht sich ganz konkret auf die Diagnose und nicht auf die Krankheit selbst. Nicht die Krankheit würde zu einem Krankenhausaufenthalt und Kontrollverlust führen, sondern ihre Entdeckung. Anne Boyer stellt dasselbe fest, wenn sie im Vorfeld ihrer Diagnose bemerkt, dass sie nicht vor der Krankheit Angst empfindet, sondern vor der *Kultur der Krankheit*. Westin erliegt dieser Kultur der Krankheit, den Bildern und Erzählungen, die die Krebserkrankung umranken, seine Furcht bezieht sich darauf, ein Teil dieser Erzählungen zu werden – ein Krebskranker zu sein. Im selben Moment ist ihm aber dennoch bewusst, dass sein Verhalten letztlich schwerwiegendere Konsequenzen haben könnte.

Es ist diese zwiespältige Situation, in die ich selbst immer wieder gerate. Sie führt zu einem Denken und dadurch bedingten Verhalten, das ebenso irrational ist, wie es mir manchmal absolut logisch erscheint. Die besten Chancen eine Erkrankung, insbesondere eine Krebserkrankung, zu überleben, hat man, wenn man sie früh entdeckt. Daher erscheint eine sofortige Abklärung von Symptomen als das naheliegende Verhalten: Entweder gibt es einen harmlosen Grund, dann ist alles gut, oder nicht, aber dann weiß man davon und kann reagieren. Die Argumentation der Verängstigten, eine Untersuchung dennoch hinauszuzögern, bezieht sich auf den Mythos des harmlosen Symptoms. Denn wenn die allermeisten Schmerzen und anderen körperlichen Erscheinungen einen harmlosen oder nicht einmal einen erkennbaren Hintergrund haben, wie es mir von Kindheit an immer wieder versichert wurde, dann besteht in den allermeisten Fällen auch kein Grund zur Untersuchung. Wenn man sich ihr aber dennoch aussetzt, erkennt man die potenzielle Ernsthaftigkeit der Situation an. In seinem postum veröffentlichten Krankheitsbericht *When Breath becomes Air* (dt. Titel *Bevor ich jetzt gehe*) beschreibt der Neurochirurg Paul Kalanithi die Angst, den Gedanken an Krebs zuzulassen als die Angst, die Krankheit dadurch erst heraufzubeschwören. Das Englische kennt dafür das inzwischen auch manchmal im Deutschen verwendete Verb *to jinx* – etwas dadurch auszulösen, indem man es benennt. Man gesteht sich selbst ein, dass Krebs als Ursache der Symptome eine Möglichkeit ist. Unabhängig davon wie gering die Wahrscheinlichkeit tatsächlich ist, verschafft man der Krankheit einen realen Ort. Man begibt sich in den Raum der Krankheit.

Die Fehldiagnose hatte mir damals die Tür zu diesem Raum geöffnet und ich hatte hineingesehen. Von diesem Moment an war meine Wahrnehmung der Diagnose *Krebs* von einem *So gut wie nie* zu einem *Es kann sein* geworden. Diese Angst davor, dass sich die Tür zu dem Raum der Krankheit wieder öffnen würde, hielt mich über Jahre davon ab, das wachsende Etwas in meinem rechten Knie untersuchen zu lassen; das und die Aussage, dass Krebs so gut wie ausgeschlossen war. *So gut wie ausgeschlossen; in den meisten Fällen; sehr unwahrscheinlich* – es sind diese Phrasen der Beruhigung, mit denen man Menschen die Angst vor Untersuchungen nehmen will. Sie verlieren jedoch jede Wirkung, wenn der unwahrscheinliche Fall einmal eingetreten ist. Es gibt kein Zurück mehr in die Zeit, in der diese Sätze beruhigen. Die Angst überwindet sogar das eigene Wahrscheinlichkeitsdenken. Ich weiß, dass es tatsächlich unwahrscheinlich ist, dass bei einer Nachuntersuchung ein Tumor gefunden wird, der zurückgekehrt ist. Es war aber auch unwahrscheinlich und aus Sicht der Ärzt:innen beinahe ausgeschlossen, dass aus dem Knochenfibrom ein bösartiger Tumor entstehen würde.

Es ist diese Fähigkeit der Krankheit Krebs Ängste auszulösen, ohne überhaupt eine imminente Bedrohung darzustellen, die es ermöglicht, sie mit Erzählungen und Bildern zu umgeben, die diese Ängste selbst wieder verstärken. Ein Teufelskreis der Angst in Imaginationen entsteht.

–

Was Krebs von vielen anderen Krankheiten und Leiden des Körpers unterscheidet, ist neben seiner Heimlichkeit unsere Wahrnehmung, dass wir die Entstehung der Erkrankung nicht verhindern und nicht vorhersehen können. Als im Frühjahr 2020 eine Pandemie über die gesamte Erdbevölkerung hereinbrach, ausgelöst durch das Coronavirus SARS-CoV-2, zeigte sich von Beginn an und im Verlauf der folgenden Monate mehr und mehr, wie man sich einigermaßen effektiv vor einer Infektion mit dem Virus schützen kann, auch wenn immer wieder der Eindruck entstand, dem Virus sei nicht mehr zu entkommen. Wie bei den meisten Krankheiten bieten COVID-19 und das dafür verantwortliche Virus, das große Teile der Welt in Stillstand versetzte, einen Handlungsspielraum an, in dem man aktiv gegen eine Infektion vorgehen kann. Durch Masken, Abstand und Handhygiene schützen wir uns vor zahlreichen Viren und Bakterien, durch Kondome können wir uns vor sexuell übertragbaren Krankheiten bewahren und Impfungen dämmen die Verbreitung vieler Krankheiten ein, die deswegen ihren tödlichen Schrecken fast vollständig verloren haben. Zwar verhindert dieses Gefühl der Kontrolle nicht die grundsätzliche Verbreitung einer Krankheit, aber wir haben den nicht unberechtigten Eindruck, ihr nicht hilflos gegenüberzustehen. Im Gegensatz dazu erscheint das Erkranken an Krebs in vielen Fällen wie ein beinahe willkürlicher Vorgang – wir können mit einem entsprechenden Lebensstil das Krebsrisiko für manche Arten der Krankheit senken, aber ganz verschwinden wird es nie. Meine Erkrankung war genauso wenig vorherzusehen wie zu verhindern.

Gerade bei jungen Menschen erscheint Krebs oftmals wie ein sinnloser Zufall der Natur. Eine Krankheit, deren Ursprung nicht in jedem Fall erklärbar ist und die auch junge Menschen trifft, verleitet jedoch dazu, verzweifelt nach Gründen zu suchen. Kehren wir an dieser Stelle noch einmal zu Fritz Zorn zurück, der, als er zum ersten Mal seinen Tumor im Halsbereich bemerkt, seines Erachtens «intuitiv bereits die richtige Diagnose»[23] stellt und metaphorisch überspitzt behauptet, nicht geweinte Tränen hätten sich im Hals gesammelt und den Tumor gebildet, «weil ihre wahre Bestimmung, nämlich geweint zu werden, sich nicht hatte erfüllen können.»[24] Aufgestaute Emotionen sind für ihn der Ursprung des Tumors. Im überzeugten Gestus desjenigen, der die profane medizinische Seite seiner Krankheit längst überwunden zu haben meint, betrachtet er diese Erklärung als die einzig schlüssige, «weil es sonst keine andere gibt.»[25] Dass es wahrscheinlich keine gibt, kann er nicht akzeptieren. Es gibt nur wenige Krankheitserzählungen, die mit der gleichen Radikalität einen Ausweg aus der Hilflosigkeit suchen, der man sich als Kranke:r gegenübersieht. Zu meiner eigenen Überraschung stellte sich mir die Frage nach dem *Warum* nie, da war kein Suchen nach Gründen. Vielmehr empfand ich es als beruhigend, die Krankheit als vermutlich grundlos zu akzeptieren. Das für mich Unerklärbare ließ sich in meinen Augen leichter aushalten als etwas, dessen Entstehung unter Umständen hätte verhindert werden können. Denn auch wenn Zorn die Schuld für seine Krankheit in seinen Lebensumständen, vor allem in durch bürgerliche Lebensführung unterdrückten Gefühlen sieht, so ist sein Umgang damit eine Selbsterhöhung über die Krankheit. Seiner poetischen Perspektive auf den Tumor ist medizinisch nicht beizukommen. Die Ärzt:innen mit ihrem naturwissenschaftlichen Zugang sind seinem seelischen Wissen über seine Erkrankung scheinbar unterlegen:

> «Die Ärzte wissen zwar eine Menge über den Krebs, aber was er wirklich ist, wissen sie nicht. Ich glaube, daß der Krebs eine seelische Krankheit ist, die darin besteht, daß ein Mensch, der alles Leid in sich hineinfrißt, nach einer gewissen Zeit von diesem in ihm steckenden Leid selbst aufgefressen wird.»[26]

Für mich jedoch war gerade der Umstand, dass mir niemand erklären konnte, warum aus dem Knochenfibrom in meinem Knie ein teilweise hochgradig bösartiger Tumor geworden war, mit ein Grund dafür, dass ich nicht in Verzweiflung verfiel. Er befreite mich davon, mich damit auseinandersetzen zu müssen, warum es mich getroffen hatte. Es war einfach passiert. Denn die einfache Antwort auf die Frage *Warum ich?* ist nun einmal *Warum nicht?* Befreiend kann diese Haltung sein, weil sie nicht hineinzwingt in Fragen nach Schicksal und Schuld. Die Frage *Warum ich?* birgt in sich entweder die Vermutung eines eigenen Verschuldens, als hätte man bekommen, was man verdient, oder einer schicksalhaften Ungerechtigkeit. Doch genau darin, dass es in vielen Fällen als Antwort nur die Rückfrage *Warum nicht?* gibt, steckt eine absurde Form der Gerechtigkeit. Susan Gubar, die in *Memoir of a Debulked Woman* von ihrem Leiden an Eierstockkrebs schreibt, erkennt, dass sie nie wirklich glaubte, die Ausnahme von der Regel zu sein und die Regel ist, dass Krebserkrankungen zwar mit dem Alter zunehmen, dass prinzipiell aber jede:r zu jeder Zeit an Krebs erkranken kann. Es ist ein Privileg diesen Gedankengang zulassen zu können und eine Befreiung sich an ihm festhalten zu können. Und ich hatte Glück. Ich weiß nicht mehr genau, ob ich auch nur einmal danach gefragt habe, wie es dazu kommen konnte. Die einfachste und vermutlich einzig richtige Erklärung wäre wohl gewesen: So etwas kommt vor.

Auch wenn der Titel auf etwas anderes hindeutet, ziehen das Jugendbuch *The Fault in our Stars* – wörtlich übersetzt *Der Fehler in unseren Sternen* – von John Green und der gleichnamige Film aus genau dieser Akzeptanz der Sinn- und Grundlosigkeit eine narrative Tragik, die auf beeindruckende Weise verdeutlicht, warum Zorns Strategie ein Fluchtmechanismus in vermeintlich wohlige Erklärungsmuster ist. Denn sowohl für den metastasierenden Schilddrüsenkrebs der sechzehnjährigen Protagonistin Hazel Grace Lancaster als auch für den Knochentumor ihrer großen Liebe Augustus Waters gibt es keine Erklärung – es sind Fehler im System oder eben in den Sternen, wie es der Titel ausdrückt. Zwar wird dort auf das schicksalsträchtige Prinzip der Sterne verwiesen, in denen die

Zukunft eines Menschen vorgezeichnet sein soll, Schicksalsglaube aber spielt hier keine Rolle. Viel eher ist das Erschreckende an der Erzählung der beiden verliebten Teenager nicht nur, dass ihr Zusammensein von Beginn an auf ein klares Ende zuläuft, sondern vor allem, dass sich in dieser schon dramatischen Erzählgrundlage zusätzlich zeigt: *Das Schicksal ist ein mieser Verräter.* So der deutsche Titel. So poetisch das Original sein will, so treffend ist die (freie) Übersetzung. Dass die Sterne es nicht gut mit den beiden meinen, ist bereits zu Anfang klar, einen *Fehler* hat es immer gegeben. Zum *miesen Verräter* wird das Schicksal aber erst als der vermeintlich geheilte Augustus einen Rückfall erleidet und binnen kurzer Zeit noch vor der scheinbar kränkeren Hazel Grace stirbt. Dadurch wird nicht nur der tragische Faktor der Geschichte zusätzlich erhöht, wodurch die Fallhöhe der jungen Liebe ins Unerträgliche gesteigert wird, sondern es entsteht auch das Potenzial für rührende Szenen nahe dem Kitsch.

Im Kontext eines romantisch-tragischen Teenagerdramas mag das wie eine besonders dramatische, hollywoodeske erzählerische Finte wirken. Das Unbehagen, das dieser Film bei mir auslöste, liegt jedoch nicht in seiner scheinbar überhöhten Dramatik begründet, sondern darin, dass ich wusste, dass die Geschichte von Hazel Grace und Augustus zwar die Erfindung des Autors John Green ist, dass der Verlauf, den die Krebserkrankung von Augustus nimmt, mich aber ganz akut betreffen könnte. Mein Tumor war ebenfalls ein Osteosarkom im Knie und die Möglichkeit einer unerwarteten Rückkehr, die bei Augustus Realität wird, ist der Grund, warum ich regelmäßig zu Kontrolluntersuchungen muss. So perfekt auf Tragik und Hollywood-Drama getrimmt die Liebesgeschichte auch erscheint, sie ist in ihrer Grundstruktur erschreckend realistisch. Es ist daher kein Zufall, dass Krebs vermutlich die am häufigsten erzählte Krankheit ist. Das vermeintlich plötzliche Auftreten, der oft lange Verlauf, die Chance auf Heilung bei gleichzeitigem Leidensweg, das unerwartete erneute Ausbrechen, die sichtbaren Folgen der Krankheit und ihrer Behandlung, das alles sind Eigenschaften, die Krebs als den perfekten Erzählgegenstand erscheinen lassen. Selbst bei einer realistischen Handlungsführung liefert die Krankheit derart viel Potenzial zur Dramatik, dass man beinahe versucht ist, die weniger tragische Handlungskurve zu wählen, um nicht des unnötigen Kitsches verdächtigt zu werden.

Gleichwohl überträgt sich dieses Erzählpotenzial auch auf die tatsächliche Krankheit in der Realität. Sontags Erkenntnis, dass Krebs eine Metapher ist, hat zwei Seiten: Krebs ist nicht nur selbst eine Metapher und wird zur Erzählung, zur Parabel für die Unwägbarkeiten des menschlichen Lebens, sondern wir sprechen auch in Metaphern über Krebs und machen unsere Krankheit zu einer Erzählung.

Grundsätzlich spielt Sprache im kulturellen ebenso wie im medizinischen Umgang mit Krebs eine elementare Rolle, die unsere Wahrnehmung der Krankheit teilweise von Kindheit an beeinflusst. Kaum eine andere Erkrankung nehmen wir so sehr als etwas Feindliches wahr wie Krebs, das zeigt sich in erster Linie an unserem Sprachgebrauch. Wir umgeben die Krankheit mit Begriffen aus der Sprache des Krieges. Der *War on Cancer*, den Richard Nixon 1971 für die Vereinigten Staaten ausrief, kam dem *War on Drugs* (1972) und dem *War on Terror* (2001) sogar noch zuvor. Krebs gerät damit in eine Reihe mit den größten Schrecken der US-amerikanischen Gesellschaft in den letzten hundert Jahren: Krebs, Drogen, Terror. Der Onkologe Mukherjee nimmt diese Metapher im Vorwort zu seiner Krankheitsbiografie *Der König aller Krankheiten* auf und bezeichnet sein Buch als «Geschichte eines Krieges», es gebe «Siege, Niederlagen, Feldzüge über Feldzüge, Helden und Hybris, Überleben und Widerstand.»[27] Wir sehen den Krebs als einen Feind, dem man sich stellen kann. Aber Krebs ist eine innere Krankheit, die auch durch unseren eigenen Körper ausgelöst wird. Dadurch aber, dass wir das, was die Krankheit auslöst – schnell und ungeregelt wachsende Zellen – als ein Wesen wahrnehmen, das unseren Körper angreift, trennen wir es von ihm ab. Ein Tumor ist ein Gewächs des eigenen Körpers, zwar werden manche Tumorarten durch Viren ausgelöst, doch in den meisten Fällen sind es Vorgänge im Körper selbst, die verantwortlich sind. Indem wir den Tumor als etwas imaginieren, das dem Körper selbst fremd ist, umranken wir ihn mit Metaphern, die es uns ermöglichen ein Kriegsnarrativ darum zu spinnen. Erst wenn der Krebs zum Feind erklärt ist, der den Körper angreift, können wir gegen ihn in den Krieg ziehen. Durch die Sprache, mit der uns Ärzt:innen die Vorgänge in unserem Körper beschreiben, manifestiert sich die Vorstellung einer feindlichen Übernahme, die von einem Punkt ausgeht und sich auf den gesamten Körper ausbreitet. Mir kam einmal spontan der Gedanke an den D-Day in den Sinn, mit dem Unterschied, dass es dabei in Wahrheit um eine Befreiung ging – schon wieder eine Metapher. Der Tumor streut und unerwartet tauchen Krebszellen in anderen Teilen des Körpers auf, Guerilla-Einheiten einer feindlichen Armee. Der kranke Mensch soll gegen diese feindliche Übernahme durch krankmachende Zellen kämpfen, er soll nicht aufgeben. Gleichzeitig dringt die Krankheit als Fremdkörper in den Menschen ein und verhält sich scheinbar wie ein lebendiges Wesen, das bestimmten Interessen folgt. Das alles hat einen psychologischen Effekt auf Patient:innen und Ärzt:innen. Es erzeugt die Möglichkeit, eine gemeinsame Anstrengung in einem langen Prozess zu motivieren. Wenn wir Krebs mit diesen Metaphern umstellen und ihm im übertragenen Sinn den Krieg erklären, tun wir letztlich nichts anderes als uns für eine Herausforderung zu motivieren – das Kriegsnarrativ, das wir uns erzählen und das uns von Ärzt:innen vermittelt wird, ist die Ansprache der Anführerin an die Kämpfer:innen, bevor sie in die Schlacht ziehen.

Neben der Übertragung einer Kriegsrhetorik, ist die einflussreichste Metapher aber der Name der Krankheit selbst, der in erster Linie ein Tier beschreibt. Ein Tier, das sich anhand seiner Eigenschaften auf unsere Vorstellung der Krankheit übertragen lässt: Der Krebs greift mit vielen scharfen Armen (Scheren) an und bewegt sich mit schnellen, hastigen Schritten fort, im seichten Wasser oft kaum zu sehen. Dadurch wird die Krankheit in unserer Vorstellung zu einem Lebewesen. Wenn sie nach abgeschlossener Therapie wieder auftritt, sprechen wir davon, dass der *Krebs zurückgekehrt* ist, als wäre das Wesen, das wir erfolgreich vertrieben haben, heimlich wieder in den Körper geschlichen. Diese Vorstellung von einem lebendigen Et-was, das sich im Körper einnistet, findet sich nicht nur in der Umgangssprache. Wir weisen dem Tumor charakter-liche Eigenschaften zu, die wir sonst vor allem bei Men-schen ausmachen. Der Tumor wird schließlich durch sei-ne Bösartigkeit zum Krebs. Krebs ist die Krankheit, die den Körper des Kranken wie ein Feind einnimmt und ihn be-herrscht und deswegen bekämpft werden muss. Fast könn-te man meinen, es handle sich bei einem Tumor um eine Art Dämon, der einen Menschen befällt – Sontag schreibt von einer dämonischen Schwangerschaft. Dieses Gefühl eines Wesens beschlich auch Siddharta Mukherjee, als er sein Buch über Krebs begann. Er realisierte, dass er «nicht über *etwas* schreibe, sondern über *jemand*»,[28] woraufhin er sein Buch *Krebs – Eine Biografie* nannte. Bei ihm klingt dieses Bild der Krankheit beinahe wie ein unheimliches Wesen der Schauerromantik. Ein «rätselhafte[s], leicht verzerrte[s] Spiegelbild» nennt er das «Individuum»,[29] das er im Krebs zu erkennen meint. Von dieser Beschreibung ist es nicht weit zu einer Kreatur aus einer der Erzählun-gen von E.T.A. Hoffmann oder Guy de Maupassant, die von dem Protagonisten Besitz ergreift.

Besonders weit treibt dieses Motiv der feindlichen Über-nahme, die nicht nur einen Teil des Körpers, sondern den ganzen Menschen betrifft und ihn prägt, das (auch ver-filmte) Bühnendrama *August: Osage County* von Tracy Letts. Die Bösartigkeit, mit der die alte Violet ihre Familie tyrannisiert und mit der sie ihre Töchter, ihre Schwester und bis zu dessen Verschwinden auch ihren Mann demü-tigt, scheint der Bösartigkeit des Tumors in ihrem Mund in Nichts nachzustehen. Als würde dieser bösartige Krebs die Worte auf dem Weg aus dem Mund zusätzlich vergiften. So deutet es jedenfalls der resignierte Ehemann Beverly an, als er auf die Frage der Haushälterin, an was für einer Art Krebs seine Frau leide, sarkastisch antwortet: «Ich habe fast die Pointe vergessen: Mundkrebs.»[30] Wie sehr in dem Drama Krebserkrankungen eine symbolische Aufladung erfahren, offenbart sich vor allem im Vergleich mit der Figur Ivy, der mittleren Tochter von Beverly und Violet. Sie ist das Sorgenkind der Familie, unverheiratet, sensibel und unscheinbar. Ein Jahr vor der Handlung des Dramas war sie an Gebärmutterhalskrebs erkrankt und hatte ihn sich stillschweigend ohne Wissen der Familie entfernen lassen, um nicht noch einen Grund zu liefern, sie zu bemitleiden. Das empört ihre Schwestern, denn: «Krebs ist verdammt nochmal Krebs, da kann man nichts dran ändern.»[31] Anders gesagt, Ivys Krebserkrankung ist Zufall, eine Krankheit ohne Schuldige, für die man sich nicht schämen muss. Violets Tumor ist hingegen vermutlich eine Folge des Rauchens, das sie auch jetzt – bereits schwerkrank – nicht aufgibt. Ivy ist dementsprechend eine empfindsame und empathische Person, deren souveräner Umgang mit der Erkrankung ihren Charakter festigt, Violet scheint durch ihren vermeintlich selbstverschuldeten Tumor zur bösartigen, alten Frau geworden zu sein, die ihre Familie terrorisiert. Die metaphorische Aufladung der unterschiedlichen Krebsarten überträgt sich auf die jeweilige kranke Person und charakterisiert sie.

Man spürt diese kulturelle Macht und die symbolische Kraft, die Krebs hat und die dazu führt, dass wir uns Bilder einer

Angst machen, noch deutlicher, wenn man einmal mit der Möglichkeit der Krankheit konfrontiert wurde. Ich versuchte über Jahre, diese Angst wegzusperren, die Tür zu dem Raum der Krankheit geschlossen zu halten. Gleichzeitig war es eine Angst, mit der ich mich auseinandersetzen musste, weil sie immer wieder auftrat; immer dann, wenn mein Körper ein Symptom zeigte, das auf Krebs hindeuten könnte. Während ich also einerseits immer wieder Unebenheiten meines Körpers abtastete, manchmal tagelang ein Symptom beobachtete und Schmerzen argwöhnisch nachspürte, vermied ich andererseits die kulturelle Auseinandersetzung mit der Krankheit. Wenige Monate nach der Fehldiagnose erschien die Serie *Breaking Bad* auch in Deutschland, zwei Jahre später begann Wolfgang Herrndorf ein Krebstagebuch in Form seines Blogs *Arbeit und Struktur*. Mich interessierte beides, aber erst im Winter 2014 traute ich mich die Serie über den drogenkochenden Chemielehrer anzuschauen, *Arbeit und Struktur* habe ich erst während der Arbeit an diesem Essay gelesen. Wann immer Krebs in einem Film, einer Serie, einem Buch oder anderswo thematisiert wurde, scheute ich die Konfrontation damit und mir wurde unwohl, wenn sich im Verlauf einer Handlung herausstellte, dass eine Figur an Krebs erkrankt.

Diese Vermeidungshaltung war ein Schutzverhalten, weil ich wusste, dass diese Geschichten für mindestens einige Stunden ein unangenehmes Gefühl hinterlassen würden. Ich würde die Situation auf mich übertragen, ich würde Hinweise finden, Anzeichen sehen, die nicht da waren, und würde Reaktionen meines Körpers fehldeuten. Denn all diese Geschichten erzählen von dem *Was wäre, wenn.*

Sie sind exemplarische Ausgestaltungen der Situation, in der das *harmlose Symptom* nicht harmlos ist, in der das Kopfweh tatsächlich von einem Tumor kommt, in der der geschwollene Lymphknoten auf Krebs hinweist und der blaue Fleck wirklich durch Leukämie hervorgerufen wird. Dadurch sind sie narrative Realisierungen meiner Angst. Sie zeigen, was passiert, wenn sich die Angst, die ich immer noch manchmal empfinde, als begründbar erweist und sie bestärken das Gefühl, dass es doch sein könnte. Obwohl ich also diese Krankheitserzählungen aus meinem Leben zu drängen versuchte und gleichzeitig immer Sorge hatte, dass Vorgänge meines Körpers auf Krebs hindeuten könnten, übersah oder ignorierte ich den einzigen sichtbaren Hinweis darauf, dass tatsächlich etwas in meinem Körper vorging, was kein harmloses Symptom war.

3. Der lange Weg zur Diagnose

Im Frühjahr 2017 saß ich eines Abends vor dem Bildschirm meines Computers und starrte auf ein Foto, das im Sommer 2012 in einer kleinen Ferienwohnung an der ligurischen Küste in Italien aufgenommen worden war. Es zeigt meine Kniekehlen. Meine damalige Freundin hat das Foto gemacht, um meinen Sonnenbrand zu dokumentieren, er sieht nicht besonders schlimm aus. Deutlich erkennt man jedoch eine Ausbuchtung des rechten Knies nach innen. Ich versuchte nun die Abbildung meines Beines auf dem Foto mit meinem rechten Knie in der Realität fünf Jahre später zu vergleichen.

Wenige Wochen vor diesem Abend, war ich auf Drängen meiner Eltern für eine Untersuchung in der orthopädischen Klinik der Universität Heidelberg gewesen, in der sich neun Jahre zuvor die Krebsdiagnose als falsch herausgestellt hatte. Dabei hatte es sich erst um die zweite Kontrolle gehandelt, obwohl man mir trotz der beruhigenden Diagnose zu häufigeren Untersuchungen geraten hatte. Die Röntgenaufnahmen zeigten, dass der Fremdkörper deutlich gewachsen war. Ein gutartiger Tumor, vermuteten die Ärzt:innen, nachdem ein MRT gemacht worden war. Durch den Vergleich mit dem Foto aus dem Urlaub, das zufällig perfekt den entsprechenden Teil meines Körpers zeigte, versuchte ich zu erkennen, ob die Stelle in den letzten fünf Jahren größer geworden war, ob eine Veränderung deutlich zu sehen war. Wenn sie schon vor fünf Jahren so ähnlich ausgesehen hätte wie heute, sagte ich mir, dann wäre das ein Zeichen dafür, dass es kein gravierender Tumor sein konnte. Sonst wäre er seitdem noch weiter gewachsen, versuchte ich mich zu überzeugen. In Wahrheit war ich nicht in der Lage, einzuschätzen, ob mein Bein noch genauso aussah wie damals oder nicht.

Nach der ersten Kontrolluntersuchung seit über fünf Jahren im Frühjahr 2017 begann damit eine Phase von fast sechs Monaten, in denen ich ständig zwischen Zuversicht und Verzweiflung angesichts einer Entwicklung schwankte, die fast ein halbes Jahr brauchte, um schließlich zu offenbaren, was in meinem Körper vorging, sodass man eine Behandlung beginnen konnte. Bis es dazu kam, musste ich mehrere Stufen hinabfallen, um auf dem Boden der Tatsachen aufzukommen.

Seitdem ich im April vor sechs Jahren in einem Ärzt:innenzimmer saß und darauf wartete, dass jemand mit den Ergebnissen der Untersuchung hereinkommen würde, habe ich diese Momente der Befundbesprechung in regelmäßigen Abständen immer wieder erlebt, und ich werde sie noch einige Jahre weiter erleben. So oft war ich in dieser Situation, dass ich nicht in der Lage bin, zu sagen, wie viele Male ich manchmal mehrere Stunden in Wartezimmern saß, zusammengezuckt bin, als mein Name aufgerufen wurde, und wie oft ich schon im Gesichtsausdruck der Person mir gegenüber versucht habe, einen Hinweis darauf zu erkennen, was man mir gleich sagen würde. Man entwickelt erstaunlicherweise eine Routine für den Verlauf dieser Momente, die die emotionalen Schwankungen dieser Stunden zwar bis zu einem gewissen Grad vorhersehbar macht, sie aber kaum erträglicher werden lässt. Routine bedeutet in diesem Fall, dass die Termine immer gleich ablaufen, auch emotional. Es gibt Ängste, die sich nicht abnutzen, egal, wie oft man sie durchlebt. Sie werden lediglich planbarer. Dazu müssen jedoch nicht nur Abläufe eingehalten werden, an die man sich zuvor gewöhnen konnte, sondern es muss auch klar sein, worauf sich die Angst konkret bezieht. Kaum etwas verunsichert mehr als eine verheerende Offenbarung, die man nicht zumindest bis zu einem gewissen Grad in ernsthafte Erwägung gezogen hat. Als ich jedoch damals – im Frühjahr 2017 – auf die Ergebnisse meines MRTs wartete, war meine größte Sorge, dass überhaupt irgendetwas war. Rückblickend hatte ich in diesem Moment nicht wirklich Angst, schwer erkrankt zu sein. Ich hatte Angst, dass mein relativ entspannter Alltag gestört werden würde. An Krebs, Chemotherapie und Knieprothesen dachte ich nicht. Meine Sorge war vordergründig, dass ich noch einen Termin wahrnehmen müsste, der mit einem zweitägigen Aufenthalt in Heidelberg verbunden war. Denn obwohl mich meine Psyche regelmäßig mit Krankheitsängsten konfrontierte, erschien mir mein Knie nie als eine potenzielle Quelle der Krankheit, vor der ich mich ängstigte. Die Korrektur der Fehldiagnose und die überzeugte Zuversicht der Ärzt:innen, dass sie bestand haben würde, hatten mein Bein als Ort einer Krankheit wie in einen toten Winkel versetzt – ich sah die Stelle nicht, blendete sie aus, während ich harmlosen Symptomen und bedeutungslosen Schmerzen nachspürte.

Es ist ein grundlegendes, jedoch kaum vermeidbares Problem einer Krebsdiagnose, dass sie im Idealfall niemals ausgesprochen wird, bevor sie nicht so unzweifelhaft wie möglich ist. Als jemand, bei dem bereits einmal fälschlicherweise Krebs diagnostiziert worden war, war mir diese Notwendigkeit mehr als bewusst. In meinem Fall bedeutete dieser Umstand aber eine stufenweise Erkenntnis über mehrere Monate, in denen sich das Spektrum der möglichen Erklärungen für den gewachsenen Fremdkörper in meinem Bein weiter und weiter verkleinerte, bis es nur noch eine Erklärung gab.

Zum zweiten Mal in meinem Leben erlebte ich den diagnostischen Dreischritt, der am Anfang vieler Krebsdiagnosen steht: Röntgen – MRT – Biopsie. Bewusst greifbar wurde für mich die Tatsache, dass ich dieses Mal tatsächlich an Krebs erkrankt sein könnte, an einem verregneten Morgen im April 2017, wenige Wochen nachdem das MRT gemacht worden war. Für die erste Kontrolluntersuchung war ich in der gleichen Klinik in Heidelberg gewesen, in der 2008 durch eine Biopsie festgestellt worden war, dass ich nicht an Krebs erkrankt war. Da ich aber nun, neun Jahre später, in Freiburg lebte, entschied ich die empfohlene erneute Biopsie dort vornehmen zu lassen. Von heute aus gesehen war das die erste in einer ganzen Reihe von Entscheidungen, die ich nur auf der Grundlage fällte, eine Diagnose hinauszuzögern, auch wenn ich sie vor mir und anderen anders und vor allem logisch zu begründen versuchte. Jede dieser Entscheidungen basierte darauf, wie mir meine aktuelle Situation und mein Gesundheitszustand dargestellt und vermittelt wurden.

Die Unsicherheit, mit der sich Ärzt:innen konfrontiert sehen, die eine Krebserkrankung nicht ausschließen können, aber für unwahrscheinlich halten, kann eine Unsicherheit sein, aus der es keinen guten Ausweg gibt, ein Catch-22. Ein Catch-22 beschreibt eine Situation, in der es unmöglich ist, die richtige Entscheidung zu treffen. Den Patient:innen zu sagen, dass es möglicherweise ein bösartiger Tumor ist, der im Körper wächst, könnte eine Panik und Verunsicherung auslösen, die zu diesem Zeitpunkt nicht gerechtfertigt wäre. Insbesondere, wenn man es als Ärzt:in selbst für weniger wahrscheinlich hält. Ihm aber zu sagen, dass es vermutlich harmlos oder nicht so schlimm ist, wiegt Patient:innen in einer Sicherheit, die ebenso wenig gerechtfertigt ist, solange nicht sicher ist, worum es sich bei dem Fremdkörper handelt. Man hätte mir mehrmals eindringlich sagen können, dass es trotz allem unbedingt notwendig sei, durch eine Biopsie möglichst schnell Klarheit zu haben, ich hätte mich dennoch mit aller Macht an das Wort *unwahrscheinlich* geklammert. Durch dieses Wort konnte ich vor mir (und anderen) jede Entscheidung rechtfertigen, die eine endgültige Diagnose hinauszögerte.

Die Tatsache, dass es den ganzen Tag stark regnete, als ich für einen ersten Termin in der Klinik meines damaligen Wohnortes Freiburg war, führte dazu, dass die Situation mit zusätzlicher Dramatik aufgeladen wurde. Denn was an diesem Tag nicht passieren durfte, war, dass es zu allem Überfluss auch noch regnete. Meine damalige Freundin sollte mich begleiten und musste zuvor ihre Tochter mit dem Fahrrad in den Kindergarten bringen. Da es aber regnete und der Kindergarten weit außerhalb lag, dauerte alles zu lange und sie musste ihre Tochter mitnehmen. Völlig durchnässt erreichten wir beide angespannt die Klinik, wo wir beinahe zwei Stunden mit einem kleinen Kind im Wartezimmer ausharrten. Ein wesentlicher Bestandteil einer Krebserkrankung und allem, was mit ihr einhergeht, ist das Warten. Die reine Behandlungszeit, die Untersuchung oder die Besprechung der Befunde mit Ärzt:innen nehmen oft nur einen kleinen Teil der Zeit in Anspruch, den Rest verbringt man mit Warten. *Zeit* war ein Faktor, der für mich in unterschiedlicher Weise die kommenden Monate bestimmen würde. Niemand bereitet einen im Vorfeld einer Krebserkrankung und der folgenden Behandlung darauf vor, was *Zeit* in diesem Kontext bedeutet. Was es bedeutet im selben Moment Zeit zu haben und Zeit zu verlieren. Was es bedeutet Zeit in einer Art und Weise als relativ zu erfahren, die man so noch nicht kannte und was der Unterschied zwischen Eigenzeit und fremdbestimmter Zeit ist. Andeutungen davon realisierte ich an diesem Vormittag, während ich einem kleinen Kind zwei Stunden beim Spielen und sich langweilen zusah. Gleichzeitig wurde mir an diesem Morgen in Teilen bewusst, wie inkompatibel mein Leben in dieser Form mit einer noch recht jungen Beziehung mit einem Kind, dessen Vater ich nicht war und dessen Verhältnis zu mir noch im Unklaren war, sein würde. Wer wartet, hat Zeit zu denken. Ich hatte schon an diesem Vormittag mehr Zeit zu denken, als ich in dieser Situation haben wollte.

Zehn Minuten nachdem wir endlich aufgerufen worden waren, war ich auf der nächsten Stufe aufgeschlagen. Aus dem noch wohligen Raum der Unwahrscheinlichkeit hatten mich zwei Ärzte herausgerissen, die bereits ohne mein Wissen, bevor ich das Untersuchungszimmer betreten hatte, einen OP-Termin für eine Biopsie vereinbart hatten. Sie erklärten mir im Beisein meiner Freundin und ihrer Tochter unumwunden, die Aufnahmen sähen nicht gut aus und wirkten auf mich in meiner Verunsicherung beinahe erbost über die MRT-Bilder, die ich mitgebracht hatte. Nach wenigen Minuten verabschiedeten sie mich mit ernster Miene. Der jüngere von beiden murmelte noch *Alles Gute.*

Was die beiden Ärzte, die mich fast ohne ein Wort der Fürsorge, der Aufmunterung oder des Mutes in den immer noch verregneten Mittag entließen, nicht wussten oder nicht wissen wollten, war was ihre Sätze, ihre Mimik, ihre Bewegungen, kurz ihr Habitus, bei mir ausgelöst hatten: Panik und Verunsicherung. Ihnen fehlte offenbar jegliches Verständnis für den Effekt ihres Verhaltens. Mit diesem fehlenden Verständnis von Ärzt:innen beschäftigen sich viele Krankheitsgeschichten und was die Krankheitsmemoiren des Neurochirurgen Paul Kalanithi so beeindruckend macht, sind nicht die zahlreichen philosophischen und literarischen Verweise und es ist auch nicht die tragische Wendung seines Lebens, sondern es ist die Tatsache, dass er als Arzt zwei Seiten der Krebserkrankung kannte und beschrieben hat. «Wie wenig verstehen Ärzt:innen von der Hölle, durch die sie Patient:innen schicken,»[32] stellt Kalanithi fest, nachdem er, nun selbst todkrank, auf seine Zeit als Arzt zurückblickt. Diese Hölle begann für mich in gewisser Weise an diesem Morgen.

Weitaus genauer geht der Soziologe Arthur Frank dieser kommunikativen Distanz zwischen Ärzt:in und Patient:in auf den Grund und findet ihren Auslöser in einem Verständigungsproblem. Franks Auseinandersetzung mit dem eigenen Kranksein *At the Will of the Body – Reflections on Illness* enthält bereits im Untertitel den entscheidenden Begriff, der für meine beiden Ärzte auch semantisch ein Fremdwort gewesen sein muss: *illness*. Die englische Sprache kennt eine Unterscheidung, die die deutsche in dieser Präzision nicht leisten kann; die von *illness*, dem Kranksein als Zustand und subjektivem Leiden, und *disease*, der Krankheit als Gegenstand der Medizin. Während *illness* das körperliche (und emotionale) Erleiden und das Durchleben einer Krankheit als Prozess beschreibt, beschreibt *disease* die Krankheit im medizinischen Sinne selbst. Frank erklärt den Unterschied in einem beinahe unübersetzbar pointierten Satz: «Illness is the experience of living through the disease.»[33] Im Gespräch mit seinem Arzt stellt er fest, dass Ärzt:innen, wenn sie mit Patient:innen über deren Erkrankung sprechen, in der Sprache der Krankheit (*disease talk*) sprechen.

Der Schriftsteller Walter Matthias Diggelmann macht in *Schatten. Tagebuch einer Krankheit* die gleiche Erfahrung und beschreibt ein Geschehen um sein Krankenbett, das einer Erzählung von Franz Kafka entnommen sein könnte: «Es bildet sich das, was man ein Konsilium nennt. Sie stehen schon nach wenigen Stunden um mein Bett herum. Sie sprechen in ihrer Fachsprache.»[34] Auch wenn ich damals in dem Klinikzimmer keine Gedanken an eine Sprachverwirrung oder an kafkaeske Momente hatte, erschließt sich mir die Situation sofort. Denn selbst wenn ein:e Patient:in diese Sprache der Krankheit verstehen und selbst in ihr kommunizieren kann, wird es eine Fremdsprache bleiben. Als die beiden Ärzte mir auf einem Bildschirm die unklaren Ränder des Tumors auf der bildlichen Schnittfläche zeigten, die das MRT-Aufnahmeverfahren erzeugt hatte, redeten sie mit mir in dieser Sprache der Krankheit. Sie sprachen über die schwierige Abgrenzung des Tumors, über sichtbare Strukturen und Größenverhältnisse. In ihrer Sprache fand die Krankheit an einem Ort statt, an den man sie versetzt hatte, um über sie zu sprechen. Man könnte vielleicht sagen, es handelt sich um eine Art dritten Körper zwischen Patient:in und Ärzt:in, an dem die Krankheit erklärt wird. Dadurch wird die Krankheit aber kommunikativ von der Person, die sie betrifft, abgegrenzt. So entstand für mich in diesem Moment eine grundsätzliche Dissonanz zwischen mir und der Krankheit. Der Arzt zeigte mir auf einem Bildschirm den Tumor und sprach über ihn, als würde er sich in diesem Moment nur in Form eines Bildes auf dem Monitor befinden und nicht tatsächlich als bösartiger Fremdkörper in meinem rechten Oberschenkel wachsen.

Man könnte beinahe an einen Magritte'schen *Verrat der Bilder* denken, der nicht überwunden wird. Als würde unter der diffusen MRT-Aufnahme des Tumors eine Variante des Schriftzugs stehen, der das berühmte Bild der Pfeife ziert: *Ceci n'est pas une tumeur.* Bevor man dieses Bild des Tumors auf den eigenen Körper überträgt, bedarf es einer Aneignung in Form einer Anerkennung: Das ist mein Tumor. Über den ersten Tumor, den sie je gesehen hat, schreibt Anne Boyer, dass sie ihn nur als Dunkelheit auf einem Bildschirm gesehen habe, ein dunkler Fleck in einem hellen Umfeld. Sie macht ein Foto des Flecks und erklärt: «Dieser Tumor war mein eigener.»[35] Nicht den Tumor fotografiert sie, sondern sein Abbild auf einem Monitor. Dennoch ist der Vorgang des Fotografierens eine Aneignung, als würde Boyer durch die Fotografie die Darstellung des Tumors mit dem tatsächlichen Tumor in ihrem Körper verbinden, die Differenz überwinden und den Verrat, den das Bild begeht, aufheben.

Mein Empfinden einer Distanz wurde an diesem Morgen nicht überwunden. Im Gegenteil, dem Arzt schien nicht bewusst zu sein, dass mich diese Distanz zutiefst verunsicherte, weil sein Sprechen nicht in meine Sprache, die Sprache des Erleidens der Krankheit (*illness talk*), übersetzt wurde. Diese Sprache setzt Arthur Frank an der Stelle an, an der ich als Patient zu verstehen beginne, dass ich gemeint bin, dass das Bild auf dem Monitor einen Teil meines Körpers zeigt und dass das, was dort zu sehen ist, mir geschieht und zu mir gehört. Diese Sprache des Erleidens zu lernen und in ihr zu sprechen und zu denken, geschieht nicht von einem Tag auf den anderen, es ist ein Prozess von mehreren Wochen, vielleicht Monaten, dessen Ergebnis ein Verständnis dafür ist, was es heißt einen kranken Körper zu haben. Das Sprechen in dieser Sprache ist das Sprechen über mich selbst als Körper und fühlender und erlebender Mensch und nicht über die Krankheit. Die Frage, die nur in dieser Sprache beantwortet werden kann, ist: «Was passiert mit *mir*? Nicht *ihr* (*der Krankheit*), sondern *mir*.»[36] Im Verlauf des folgenden Jahres lernte ich Ärzt:innen kennen, die beide Sprachen beherrschten oder ein ernsthaftes Interesse daran zeigten, meine Sprache zu verstehen, ebenso wie Ärzt:innen, denen die Existenz dieser, meiner Sprache vollkommen unbekannt zu sein schien. Die Nachricht wahrscheinlich Krebs zu haben, versetzte mich in Angst und Unsicherheit, was diesen Morgen Ende April 2017 aber zu einem Wendepunkt in der Wahrnehmung meines Zustandes machte, war, dass mein Gegenüber nicht der Sprache mächtig war, die für das kommende Jahr meine Erstsprache werden sollte.

Rückblickend gesehen ist es denkbar, dass die Tatsache, dass diese beiden Ärzte nicht willens oder fähig waren, nicht nur meinem physischen, sondern auch meinem mentalen Zustand entsprechend mit mir zu reden, dazu geführt hat, dass meine Krankheitsgeschichte einen anderen Verlauf nahm. Einen Verlauf, der zwar zunächst härter, aber am Ende besser und vielleicht der einzig richtige war. Der akute Effekt bestand jedoch darin, dass ich verunsichert und überfordert im Regen nach Hause fuhr und versuchte zu verstehen, was die zehn Minuten in dem kleinen Zimmer der Radiologie zu bedeuten hatten. Wieder allein in meiner Wohnung entschied ich, meiner Intuition mehr zu vertrauen als den beiden Ärzt:innen und beschloss die Biopsie um einige Wochen zu verschieben und sie doch in der Klinik in Heidelberg vornehmen zu lassen. Ich sagte den OP-Termin, der ohne meine Zustimmung vereinbart worden war, ab. Wieder hatte ich eine Entscheidung getroffen, die logisch begründbar schien, die aber die Diagnose um weitere Wochen hinauszögerte.

–

Als Krebspatient:in wird einem von empathischen Ärzt:innen immer wieder geraten, auf den eigenen Körper zu hören; selbst einzuschätzen, in welchem Zustand er sich gerade befindet. Was für manche Situationen ein Rat ist, der den Patient:innen den Grad an Selbstbestimmung und Eigenverantwortung überlässt, der notwendig ist, um nicht den Halt zu verlieren, ist in anderen Momenten fatal. Wenn man mich in den kommenden Wochen bis zu dem Termin für die Biopsie fragte, wie es mir ging, gab es für mich von einem körperlichen Befinden her keinen Grund etwas anderes zu sagen als *hervorragend*. Ich fuhr mit meiner Familie in Urlaub, paddelte dort allein mit einem Kanu mehrere Kilometer durch eine bretonische Bucht, fuhr als einer von zwei Fahrern innerhalb von elf Stunden mit meinem Bruder über eintausend Kilometer im Auto nach Hause und feierte noch am selben Abend mit meiner Freundin auf einer Hochzeit bis spät in die Nacht – alles ohne ein Zeichen von Schwäche, körperlicher Überforderung oder irgendeinen Hinweis darauf, dass mit meinem Körper grundsätzlich etwas nicht stimmen könnte. Wenn ich auf meinen Körper hörte, signalisierte er mir in diesen Wochen, dass alles in Ordnung sei. Die Vorstellung, dass ich eine schwere Krankheit haben könnte, erschien mir absurd. Ich behandelte die Situation vordergründig wie ein Hindernis, das es möglichst schnell zu überwinden galt.

Die Biopsie, die eine Woche nach meiner Rückkehr aus dem Urlaub stattfand, war auf eine gewisse Art die Rückkehr zu einem Handlungsstrang, den ich etwa ein Jahrzehnt zuvor unterbrochen und dessen Weiterführung ich nicht geplant hatte. Ich hatte das Buch, das diese Version meines Lebens enthielt, mit dem beruhigenden Befund der Biopsie im August 2008 weggelegt, um es nie wieder aufzuschlagen. Äußerlich wies nur eine kleine Narbe am Oberschenkel auf dieses Ereignis hin. An derselben Stelle wurde nun wieder eingeschnitten und damit das Kapitel des Buches wieder aufgeschlagen, das lange im Regal gestanden hatte: die gleiche Jahreszeit, die gleiche Klinik, der gleiche Körper, die gleiche Stelle, der gleiche Vorgang. In meiner Erinnerung ist diese zweite Biopsie verschwunden, ich weiß, dass sie stattgefunden hat, ich habe auch Bilder im Kopf, die ich ihr zuordne. Ich kann jedoch nicht mit Sicherheit sagen, ob es nicht visuelle Eindrücke des ersten Eingriffs sind, die ich falsch in der Chronologie meiner Erinnerung verorte. Es scheint, als habe die teilweise detailgenaue Wiederholung dieser Situation, die bis in die Jahreszeit hineinreichte, dazu geführt, dass die beiden Erlebnisse in meiner Erinnerung zu einem verwischt wurden. Eine Reihe an Bildern ist entstanden, die nicht den Jahren 2008 und 2017 zugeordnet werden können, sondern die auf zwei Momente in meinem Leben verweisen, die sich auf absurde Weise gleichen. Ich kann sie nicht auseinanderhalten.

Noch am Tag, nachdem ich nach der Biopsie aus dem Krankenhaus entlassen worden war, wollte ich zurück nach Freiburg, anstatt noch einige Tage zur Erholung bei meinen Eltern zu bleiben. Dort angekommen, lief ich auf meinen Krücken zu einem Flohmarkt, wo Freund:innen von mir einen Stand hatten. Ich verhielt mich so, als sei nichts vorgefallen. Mein gesamtes Denken und Handeln war darauf ausgelegt, keine Ausnahmesituation entstehen zu lassen, sondern anstatt dessen ein Leben weiterzuführen, das in dieser Form für einige Zeit nicht weitergehen würde. Das aber war ein Gedanke, den ich nicht zuließ. Und zunächst einmal änderte sich vordergründig auch beinahe nichts. Ich ging einige Tage auf Krücken, die Wunde an der Stelle, an der man eine Probe aus dem Fremdkörper am rechten Knie entnommen hatte, begann zu heilen und wenige Wochen darauf, war ich in der Lage mir vorzumachen, dass es das gewesen sein könnte. Es gibt aus diesem Jahr Fotos von meinem Geburtstag Anfang August, auf denen niemand sehen könnte, dass ich zu diesem Zeitpunkt bereits krank war, oder dass ich jeden Tag darauf wartete, eine lebensverändernde Diagnose zu bekommen. Mein Bein sah fast wieder so aus, wie wenige Wochen zuvor – und so hatte es in meiner Wahrnehmung seit fast zehn Jahren ausgesehen. Warum sollte jetzt etwas anders sein? Ich traute meinem Körper, der mir vermittelte, alles sei in Ordnung.

Mit jeder Woche, die nach der Biopsie verging, ohne dass sich jemand bei mir meldete, wurde die Angst vor einem Anruf aus der Klinik geringer, obwohl mir natürlich bewusst war, dass er unweigerlich irgendwann kommen würde. In der Zeit bis dahin, verlief die Angst in wöchentlichen Wellen. Eine Erkenntnis, die ich aus dieser Zeit der Krankheit, vor und während der Behandlung und der Jahre seitdem mitgenommen habe, ist, dass Emotionen, Ängste und Hoffnungen wirklich keiner nachvollziehbaren Logik folgen. Dichter:innen und Verfasser:innen von Liebesliedern beschwören seit Jahrhunderten, dass die Gefühle stärker seien als das rationale Denken, aber ich verstand erst, was damit gemeint ist, als ich bemerkte, wie mein auf Rationalität angelegter Verstand anfing mit der Angst zu verhandeln und scheinbar nachvollziehbare Konstrukte der Vernunft anlegte, die sich bei näherer Betrachtung in Luft aufgelöst hätten.

Die Angstkurve dieser Wochen verlief immer gleich und in jeweils zwei Wellen, die ich mir auf absurde Weise zurechtgelegt hatte. Ihren Höhepunkt erreichte die Kurve der Angst jeweils montags, dienstags und mittwochs etwa zwischen 9 und 16 Uhr, nahm aber im Lauf des Tages schon ab, donnerstags in derselben Zeitspanne war sie schon etwas geringer, freitags nahm sie noch etwas ab und am Wochenende erreichte sie ihren Tiefstand. Der Grund für diesen Kurvenverlauf meiner Angstspannung ist tatsächlich logisch erklärbar. Er basiert auf einer Strategie, Angst auszuhalten und zu steuern, die ich mir intuitiv aneignete, irgendwann auch bewusst verstand und die bis heute teilweise funktioniert. Das Problem daran war und ist bis heute, dass die Strategie von Annahmen ausgeht, die nicht haltbar sind, sobald man sich intensiver mit ihnen auseinandersetzt.

Diese Denkweise fußte in meinem Fall auf der Erkenntnis, dass die Angst vor einer verheerenden Nachricht letztlich schwerer zu ertragen ist als die Konsequenz der Nachricht selbst. Es ist ein wahres Klischee des Krankheitsnarrativs, dass der Zustand der Unwissenheit beinahe unerträglich ist und dass das Wissen um eine schwere Krankheit leichter zu ertragen ist, als die diffuse Angst davor die

Krankheit zu haben. Auf diesem Umstand baute meine Angststrategie auf, ohne dass es mir zunächst vordergründig bewusst war. Wenn ich an einem Montagmorgen aufwachte, musste ich – so rechnete ich mir aus – etwa ab neun Uhr für ungefähr sieben Stunden damit rechnen einen Anruf zu bekommen, der mein Leben in der Form, in der ich es kannte, beenden würde. Ich erweiterte diese Theorie noch um die Vermutung, dass solche Anrufe eher vormittags getätigt würden. Dieser Gedanke ist tatsächlich logisch, da die meisten Ärzt:innen meiner Erfahrung nach nach der Morgenvisite solche Anrufe und ähnliches erledigen. Damit gab es einen scheinbar logischen Grund dafür, dass meine Unruhe abnahm je weiter der Tag fortschritt. Ebenso, erklärte mein Verstand mir selbst, sei es wahrscheinlicher, dass solche Nachrichten nicht am Ende der Woche überbracht würden. Für diese Annahme gab es eigentlich keinen konkreten Grund. Das verlegte aber den Hauptteil der Sorge vor dem Vibrieren des Telefons auf die ersten drei Tage der Woche. Durch Erklärungen, die durchaus logisch wirkten, grenzte ich die Phasen meiner Angst immer weiter ein. Ziel dieser Strategie war es nicht, einen Umgang damit zu finden, dass ich möglicherweise schwer krank war, sondern temporäre Inseln der Entspannung im Wochenverlauf zu schaffen, in denen die Angst vor dem aufleuchtenden Display mit einer Heidelberger Nummer nicht akut war.

Was kaum zu ertragen war, war das Erleben von Zeit, die in diesem Moment nicht ausgefüllt werden konnte, weil sie nicht mir gehörte. Ein Gefühl, das mich durch die gesamte Zeit der Chemotherapie hindurch begleiten sollte, ausgedrückt in unterschiedlicher Form, ausgelöst von verschiedenen Umständen, aber immer mit dem gleichen Effekt: Zeit verging, ohne dass sie meiner Regie unterlag. Als ich zum ersten Mal den Titel von Ruth Schweikerts Krankheitsbericht *Tage wie Hunde* las, erschloss sich mir das Zeitgefühl, das in diesem Titel mitschwingt, daher augenblicklich. Schweikert hat dieses Zeitgefühl erzählerisch umgesetzt und ihm damit zumindest einen literarischen Zweck abgerungen. Die ersten etwa vierzig Seiten des autobiografischen Textes umfassen den Zeitraum zwischen 13.09 Uhr und 13.43 Uhr am 9. Februar 2016. In dieser Zeit steht die Erzählerin vor einem Café, in dem sie einen Workshop halten soll, und raucht vier Zigaretten – jede davon ihre vielleicht letzte – während sie auf den Rückruf einer Ärztin wartet, die ihr das Ergebnis einer Biopsie mitteilen soll. In dieser Erzählstrategie, in der 34 Minuten auf fast ein Viertel des Buches gedehnt werden, sah ich mein Angsterleben widergespiegelt. Die Zeit wird künstlich verlängert, mit wiederholbaren Vorgängen strukturiert, aber nicht gefüllt. Während dieser Zeit geschieht nichts, auch nicht in Schweikerts Bericht, die Handlung schreitet nicht voran, die Autorin reflektiert über Vergangenes und Erlebtes, wieder einige Minuten vorbei, nächste Zigarette, vielleicht diesmal die letzte, bevor der alles verändernde Anruf kommt. Immer wieder kehrt die Geschichte zu dem strukturierenden Element, dem Entzünden der nächsten Zigarette, zurück.

Genauso empfand ich die Vormittage in diesen Wochen. Ich wartete auf etwas, das unaufhaltsam irgendwann kommen musste und während ich darauf wartete, versuchte ich über eine Zeit bestimmen zu können, über die ich nicht bestimmen konnte. Ich habe aus diesen Wochen ein Unwohlsein mitgenommen, das sich immer dann einstellt, wenn ich Zeit nicht nutzen kann. Dabei bedeutet Zeit zu nutzen, nicht einmal produktiv zu sein, es bedeutet lediglich nicht die Wand anzustarren oder zum fünften Mal innerhalb einer Minute die Twitter-App zu öffnen, zu schließen, die Instagram-App zu öffnen, zu schließen und zu schauen, ob eine Telegram-Nachricht gekommen ist, ohne dass eine Push-Mitteilung aufleuchtete.

Bis der Anruf kam, hatten sich Angst und Unruhe in einer Weise in mein Leben integriert, dass der diffuse Eindruck entstanden war, es würde einfach so weitergehen. Ich würde weiterhin jeden Tag, jede Woche den Kurvenverlauf meiner Angst durchleben, ohne dass etwas geschehen würde. Wenn ich an anderer Stelle von einer Angst geschrieben habe, die sich bis heute nicht abgenutzt hat, handelte es sich in diesem Fall für mich um eine Angst, die sich abnutzte. Es gibt Momente, in denen erwarten wir äußerste Euphorie, einen Ausbruch von unbändiger Freude und Erleichterung und werden enttäuscht, weil wir uns die Situation im Vorfeld zu oft vorgestellt haben. Die Vorfreude hat den Moment der Freude abgenutzt. In diesen Sommertagen 2017 war es umgekehrt, jeder Tag hatte mit Anspannung begonnen, bangen Blicken auf das Display des Telefons, jeder verpasste Anruf ein kleiner Schock und nichts geschah. Nachmittags begann ich mich für den Rest des Tages zu entspannen, ich feierte auf Partys, saß in Biergärten, verbrachte Abende und Nächte am See und irgendwann passte meine morgendliche Angst nicht mehr zu meinem Leben. Die Angst wurde zum Tinnitus – erträglich, wenn es nicht still war. Und ich ließ nicht zu, dass es still wurde.

Der erwartete, befürchtete und unabwendbare Anruf kam nach fast acht Wochen an einem grauen Sommermorgen, als ich durch eine der belebtesten Straßen der Freiburger Innenstadt lief. Was nicht kam, war Sicherheit, darüber was geschehen würde. Ich weiß nicht, ob es eine wirklich gute Variante gibt, einem jungen Menschen die Nachricht zu überbringen, dass er an einer potenziell tödlichen Krankheit leidet. Vielleicht ist jede Art, diese Mitteilung zu machen, unzureichend. Was ich jedoch weiß, ist, wie es sich anfühlte, es indirekt gesagt zu bekommen und damit in diesem Moment allein gelassen zu sein. Was man mir nämlich mitteilte, war, dass ich einige Tage später ins Krankenhaus kommen sollte und dass für mich außerdem ein Termin für eine Computertomografie der Lunge vereinbart wurde. Ich wusste also nach dem Telefonat, dass es Informationen gab, die man mir nicht am Telefon mitteilen wollte und dass zusätzlich ein Bereich meines Körpers untersucht werden sollte, der für Krebserkrankungen besonders relevant ist. Mehr wusste ich nicht.

Das Problem eines solchen Anrufs liegt auf der Hand. Die einzige gute Nachricht ist: «Es ist kein Krebs, entspannen Sie sich.» Jede andere Botschaft ist verunsichernd, löst Angst aus oder Panik. Es gibt keinen Grund in diesem Moment eine gute Nachricht hinauszuzögern, der einzige Grund keine klare Aussage zu treffen ist, dass nicht alles in Ordnung ist und die Diagnose mehr Erklärung benötigt.

Das Spektrum für schlechte Nachrichten in diesem Fall ist weit, für gute Nachrichten gibt es kein Spektrum, es gibt nur eine gute Nachricht: Es ist alles in Ordnung.

Der Gedanke dahinter eine Krebsdiagnose nicht am Telefon zu übermitteln, ist grundsätzlich logisch. Man will den Menschen vor sich sehen, wenn er erfährt, dass er krank ist, damit man ihn auffangen kann, ihn nicht irgendwo allein wissen, nicht, wie ich es in dem Moment war, auf der Straße stehend, umgeben von unzähligen Menschen, die ihrem Alltag nachgehen. Man möchte, dass die Person, die vielleicht im nächsten Moment verzweifeln wird, einem gegenübersitzt, in einem Zimmer, auf einem Stuhl, nur mit den Menschen, die man dabeihaben will.

Ruth Schweikert stand vor einem Café, als sie darauf wartete, von der Ärztin angerufen zu werden, und versuchte, die Zeit bis dahin wegzurauchen. Was ihr in diesem Moment schon klar war: Es ist nicht alles in Ordnung. Ihr Buch beginnt mit drei E-Mails an ihre Ärztin, nachdem sie am Abend zuvor von der Sprechstundenhilfe angerufen worden war, die ihr mitteilte, sie solle am nächsten Tag um 15.30 Uhr zur Befundbesprechung in die Praxis kommen. Genau wie mir war ihr bewusst, dass keine Nachricht, eine schlechte Nachricht ist. Die E-Mails, die Schweikert am frühen nächsten Morgen an ihre Ärztin schreibt, sind daher voller Tippfehler, Zeichen ihrer Nervosität, Hinweise auf zitternde Finger, die über das Display des Smartphones oder die Tastatur hasten, mit jeder Mail wird die Aussage drängender. «Sehr geehrte Frau Dr, Shcnell, Ich bitte Sie, mich anzurufen. Es ist mir tausendmal lieber, Sie besprechen den befund am, Telefon mit mir, als bis um 15.30 uhr zu warten,»[37] schreibt sie in ihrer letzten Mail. Genau wie ich an diesem Morgen muss sie in diesem Moment in der Luft gehangen haben. Doch während sie nur wenige Stunden dort verharren musste, befand ich mich für mehrere Tage in einem wabernden Zwischenraum, in dem sich die Stimmen, die mich beruhigten, mit denen, die mich sorgten, abwechselten. Ich weiß bis heute nicht, ob sich mein Kopf jemals an den Gedanken gewöhnt hat, Krebs zu haben oder jetzt gehabt zu haben. Vielleicht habe ich auf zu vielen Stufen der Diagnose ausgeharrt bis ich eine finale Aussage dazu hatte, was mit mir geschehen würde, was in meinem Körper vorging. Denn auch die nächste Stufe, auf die ich aufschlug, war nicht die letzte, nicht der berühmte Boden der Tatsachen, auf dem Anne Boyer bei ihrer Diagnose landete.

Die Diagnose, die ich wenige Tage später bekam, lautete niedriggradig malignes (also bösartiges) Osteosarkom, was so viel bedeutet wie Knochenkrebs der milderen Art. Mild hieß in diesem Fall aber immer noch bei Nichtbehandlung möglicherweise lebensbedrohlich. Die Lunge war nicht betroffen. Das Verwirrende an dieser Nachricht war, dass sie mich weder erleichterte noch in Angst versetzte. Die Wörter *bösartig* und *Tumor* in Kombination zu hören, löst sofort Angstfantasien aus, die aber durch den Zusatz *niedriggradig* abgeschwächt werden. Mir war diese Kategorie jedoch zunächst einmal unbekannt. Für denjenigen, der Krebs nur als die Krankheit kennt, die im kollektiven Bewusstsein und in Erzählungen als die immer dräuende Katastrophe lauert, die den Menschen überfällt und aus dem Leben reißt, für den ist die Existenz unterschiedlicher Klassifizierungen und eines Spektrums an Bösartigkeit zunächst nicht greifbar. Krebs ist Krebs ist bösartig ist oft tödlich, bedeutet Chemotherapie, bedeutet Haarausfall und Abmagerung. So gesehen war die Botschaft, dass ich an einer milderen Form von Krebs litt, zunächst eine gute Nachricht. Konkret sollte sie eine Operation in wenigen Wochen bedeuten und dann etwa zwei Monate Reha – eine Chemotherapie war in diesem Moment nicht vorgesehen.

Es ist auch rückblickend für mich erstaunlich, was es für das emotionale Befinden von Krebspatient:innen ausmacht, ob eine Chemotherapie nötig ist. In den meisten Vorstellungen von einer Krebserkrankung ist das Bild des haarlosen Schädels mit eingefallenen Wangen auf einem abgemagerten Körper so allgegenwärtig, dass es zum Symbolbild der Krankheit geworden ist. Krebskranke haben keine Haare. Das dies erstens nicht mit der Krankheit per se zusammenhängt und längst nicht immer der Fall ist, gerät dabei in den Hintergrund. Wie viele Krankheiten ist auch eine Krebserkrankung oft nicht direkt sichtbar. Der Grund dafür, dass wir dennoch eine konkrete Vorstellung eines Krebskranken haben, liegt daran, dass die häufigste Therapieform – die Chemotherapie – in den meisten Fällen zu umfassendem Haarausfall führt, der nicht nur die Kopfbehaarung betrifft. Das gibt uns ein Erscheinungsbild, das wir mit Krebs als Krankheitszustand in Verbindung bringen. Da die wenigsten von uns wissen, wie sich eine Chemotherapie anfühlt – und ich wusste nicht einmal, wie sie abläuft – verbindet sich unsere Angst vor Krebs und Chemotherapie in erster Linie mit dem Aussehen. So auszusehen bedeutet krebskrank zu sein. Die Diagnose *Krebs* ordnet den Menschen der Gruppe der Krebskranken zu und diese Gruppe ist mit einem bestimmten Erscheinungsbild verbunden. Die bereits beschriebene Angst vor der Diagnose als dem Moment, der die Krankheit scheinbar erst auslöst, ist eng mit der Angst vor dieser sichtbaren Zuordnung verbunden. Es ist vor allem eine Angst davor, ein:e Krebskranke:r zu sein und als solche:r erkannt zu werden. Es erscheint beinahe so absurd wie logisch, das Gefühl zu empfinden, gar nicht Krebs im eigentlichen Sinne zu haben, wenn man keine Chemotherapie bekommt und deswegen nicht aussieht, wie ein:e Krebspatient:in in der populären Meinung auszusehen hat. Aus diesem Grund verharrte ich in einem diffusen Zustand von Beruhigung und Sorge. Ich war krank ohne die Krankheit darzustellen.

Nach Wochen der Unsicherheit und des konfusen Zustands einer routinierten Anspannung und nach Wochen der bestimmungslosen Zeit befand ich mich nun im Gefühl einer trügerischen Sicherheit. Vor mir lagen drei Wochen bis zur Operation, der Tumor würde entfernt und mir eine Knieprothese eingesetzt werden und dann würde ich nach der Entlassung aus dem Krankenhaus eine sechswöchige Reha durchlaufen. Ich plante Mitte Oktober wieder in die Proben meiner Theatergruppe einzusteigen. Wie bereits vor der Biopsie und in den Wochen danach betrachtete ich das, was vor mir lag, als eine Unterbrechung in meinem Alltag, einen Stau auf dem Weg an ein unbestimmtes Ziel. Der stockende Verkehr würde sich auflösen, ich würde wieder beschleunigen, einen Gang nach dem anderen hochschalten und bald würde ich wieder mit gewohnter Geschwindigkeit weiterfahren – dem berühmten Horizont entgegen.

–

Etwa sechs Wochen später lag ich im Bett eines Krankenhauszimmers der Freiburger Universitätsklinik, ein durchsichtiger Schlauch führte in eine Vene an meinem Hals, er fächerte sich durch mehrere Ventile in weitere Schläuche auf, die zu verschiedenen Beuteln mit Flüssigkeiten an einem Infusionsständer führten. Einer der Beutel war mit einer roten Flüssigkeit gefüllt, ein weiterer enthielt eine transparente, die im richtigen Licht leicht silbrig glänzte, der letzte Beutel eine Kochsalzlösung – zu diesem Zeitpunkt hatte ich noch alle Haare. Auf einem Selfie aus diesen Tagen Anfang Oktober 2017 erkennt man diese provisorische Schlauchkonstruktion sehr gut, ich blicke mit einem gespielt zweifelnden Blick in die Webcam meines Laptops. In roter Schrift habe ich neben meinen Kopf «In welchem Schlauch war noch mal der Melonenschnaps?» geschrieben und einer Freundin geschickt. Es war der erste Tag der Chemotherapie.

Drei Wochen zuvor war ich zum vereinbarten Termin, einen Tag vor der geplanten Operation, in die Orthopädie der Heidelberger Universitätsklinik gegangen, hatte eine Nummer zur stationären Anmeldung gezogen und darauf gewartet, dass ich aufgenommen würde. Es gab einen Plan und die letzten Wochen hatte ich damit verbracht, darauf zu warten, diesen in die Tat umsetzen zu können. Wenige Minuten später stellte sich heraus, dass meine Operation ohne mein Wissen abgesagt worden war und man fragte mich, ob ich schon Chemotherapie bekommen hätte. Während die zwei Ärzte wenige Monate zuvor nicht an meiner Sprache interessiert waren, hatten andere jetzt offenbar vergessen, dass ich überhaupt eine Sprache hatte. Man hatte ohne mein Wissen, die Diagnose und dementsprechend die Behandlungsstrategie geändert. Erfahren hatte ich davon durch einen Verwaltungsmitarbeiter der stationären Anmeldung, der den Termin meiner Operation im Kalender nicht finden konnte. Er existierte nicht mehr. Es dauerte weitere anderthalb Stunden bis mir ein Arzt erklärte, nach erneuter Begutachtung der MRT-Aufnahmen in Verbindung mit den Ergebnissen der Biopsie durch einen Spezialisten sei man zu dem Schluss gekommen, es handle sich doch um einen hochgradig bösartigen Tumor und man empfehle jetzt zunächst eine Chemotherapie.

Da war es, das Wort, das mich zum Krebskranken machte. Seltsam ist, dass ich mich nicht erinnere, in diesem Moment Angst oder Panik verspürt zu haben. Ich erinnere mich, meine Freundin angerufen zu haben, um ihr zu sagen, dass sich alles geändert habe und das Nächste, woran ich mich erinnere, sind die Tage vor Beginn der Therapie in Freiburg. Ich habe keine Erinnerung mehr daran, wie es sich angefühlt hat, endlich gesagt zu bekommen, dass ich *richtig* Krebs hatte, dass mir wahrscheinlich alle Haare ausfallen würden, dass ich für beinahe ein Jahr viel Zeit im Krankenhaus verbringen würde und dass mein Leben, so wie ich es kannte, vorbei sein würde. Ich weiß nicht mehr, wie sich das angefühlt hat. Am ehesten meine ich zu wissen, dass ich nicht verstanden hatte, dass ich krebskrank war, ich hatte gesagt bekommen, dass ich eine Chemotherapie und eine Operation und anschließend noch eine Chemotherapie brauchen würde. Ich spüre diese Diskrepanz manchmal noch bis heute. Es ist ein Gefühl, das darin besteht, keinen Zugang dazu zu haben, dass der eigene Körper krank ist. Mir ist bewusst, dass ich dadurch in einer privilegierten Situation war, aber es machte für mein körperliches Befinden zunächst keinen Unterschied, ob der Tumor niedrig- oder hochgradig bösartig war, es machte nicht einmal einen Unterschied, ob es überhaupt ein Tumor war oder nicht. Ich fühlte mich an diesem Vormittag Mitte September 2017 nicht anders als an dem Tag, als ich ein halbes Jahr zuvor zur Untersuchung in der gleichen Klinik gewesen war. Seitdem war mir gesagt worden, ich hätte vermutlich einen gutartigen Knochentumor, ich hätte mit Sicherheit einen bösartigen Tumor, ich hätte einen niedriggradig malignen Tumor und nun, dass ich tatsächlich einen hochgradig malignen Tumor hätte, der vielleicht schon Mikrometastasen gestreut hätte. Ich nahm jede dieser Aussagen hin, akzeptierte sie als einen Fakt und versuchte sie auf mein Körperempfinden zu übertragen. Das aber veränderte sich nicht. Ich wusste, ich hatte Krebs, ich verstand es aber nicht.

Was ich wusste, war, was zu tun war und ich tat es. Ich entschied, die Behandlung in Freiburg durchführen zu lassen und die Operation in Heidelberg. Ich fuhr zurück nach Freiburg, machte einen Termin in der Uniklinik aus und hatte noch etwas mehr als eine Woche bis die Therapie beginnen würde. Ich funktionierte und tat das, von dem man mir sagte, es sei notwendig. Anne Boyer erinnert sich an jemanden, der gesagt habe «sich für Chemotherapie zu entscheiden, sei wie vom Dach zu springen, wenn man eine Knarre an den Kopf gehalten bekommt. [...] Man kann sich entscheiden, natürlich, und man entscheidet sich, aber die Entscheidung fühlt sich nie wie die eigene an.»[38] Ich habe nicht entschieden, eine Chemotherapie zu machen. Es hat sich auch nie wie eine Entscheidung angefühlt, sondern einfach wie ein automatischer Vorgang, der in Gang gesetzt wurde, als mir ein Arzt erklärte, das sei das Vorgehen bei dieser Form von Knochenkrebs.

Bis zum Beginn meiner Therapie hatte ich noch ungefähr anderthalb Wochen Zeit, zehn Tage. Was macht man, wenn man weiß, dass in zehn Tagen das Leben, das man bisher geführt hat, vorbei ist? Wenn vermittelt wird, dass die Lage ernst, aber machbar ist? Wenn man an der Krankheit leidet, die man immer am meisten gefürchtet hat? Wie reagiert man überhaupt, wenn man schließlich nach mehreren Monaten der Unsicherheit weiß, dass die beinahe schlimmste Befürchtung wahr geworden ist? Wenn man, wie in meinem Fall, nicht augenblicklich mit der Behandlung einer Krebserkrankung beginnen muss, sondern den Luxus hat, das Vorgehen zumindest ein wenig zu planen, und dazu noch in einer Situation ist, in der eine Heilung nicht unwahrscheinlich ist, gerät man in einen psychischen Zustand, der mit aktiver Apathie am besten zu beschreiben ist. Zumindest ging es mir so. Man hat Angst, aber es ist auszuhalten. Man ist nervös und verwirrt, aber nicht verzweifelt. Man ist überfordert, aber kann sich noch organisieren. Kaum zu beschreiben ist dieser emotionale Zustand, weil er nicht mit dem zu vereinbaren ist, was man von dieser Situation erwartet. Ich hatte mir nie klar gemacht, wovor ich eigentlich Angst hatte, wenn ich Angst davor hatte, krebskrank zu sein. Es war – das wurde mir jetzt bewusst – eine Angst, die aus Bildern bestand, aus Geschichten, aus ernsten Gesichtern, aus weinenden Menschen, aus Begriffen, deren genaue Bedeutung ich nicht kannte. Beinahe mein gesamtes Wissen über Krebs stammte aus Filmen, Büchern, Serien und dem, *was man so hört.*

Das Problem daran war, dass es eine durch fiktionale Erzählungen kulturell geprägte Vorlage dafür gibt, wie eine Krebserkrankung abläuft und wie man sich in dieser Situation verhält, dass diese Vorlage aber mit meiner erlebten Realität und meinem Empfinden nicht in Einklang zu bringen war. Die Grundlage dieser Geschichten ist eine Situation, in die man hofft nicht zu geraten: Die Heilung der Patient:innen ist in den meisten fiktionalen Erzählungen nicht vorgesehen. Stattdessen wird das tragische Potenzial der Krankheit als die höchstmögliche Fallhöhe ausgeschöpft: Der junge Mensch oder das mitten im Leben stehende Familienmitglied wird aus dem Alltag gerissen, durchlebt noch einmal in kürzester Zeit die Höhen und Tiefen des Lebens und stirbt schließlich. Das ist ein Repräsentationsproblem. Krebs gilt so weiterhin als ein Todesurteil, das nur herausgezögert werden kann, durch das aber das Leben noch einmal nobilitiert wird. Getreu dem Motto *Lebe jeden Tag, als ob es der letzte wäre* wird das Leben im Wissen bald zu sterben zu einem leidenschaftlichen Tanz auf dem Vulkan – die Zeit der Krankheit wird zum romantisierten letzten Akt eines endlich richtig gelebten Lebens. Im Kern verbirgt sich hinter dieser Darstellung immer noch die Haltung, die Fritz Zorn in *Mars* zu seiner Krebserkrankung einnimmt: Er hat sein Leben nicht gelebt, hat seine Gedanken und Wünsche unterdrückt und erst im Angesicht des so gut wie sicheren Todes fühlt er sich befreit. Zwar glaubt in aktuellen Darstellungen fast niemand mehr, dass die Krankheit die logische Folge eines nicht gelebten Lebens sei, viele deuten aber an, dass es erst die Konfrontation mit der Sterblichkeit braucht, um sich noch ein letztes Mal gegen das Leben im Alltagstrott aufzulehnen. Die Krebserkrankung wird mit Sinn aufgeladen, weil die Sinnlosigkeit unerträglich wäre. Dadurch fehlen vielen Krebspatient:innen in der Realität Erzählungen, die sie mit sich in Verbindung bringen können, weil die Alltagsrealität der Krankheit nicht wie im Film ist. Selten wird die Diskrepanz zwischen vermeintlich realistischer Fiktion und der Realität so deutlich, wie in Filmen über Krankheit, insbesondere über Krebs.

Die Protagonisten in dem deutschen Roadmovie *Knockin' on heaven's door* wissen bereits, als sie zu ihrer Fahrt ans Meer aufbrechen, dass sie beide vermutlich nicht mehr lange leben werden. Ihr gemeinsames Ziel, ein Mal das Meer zu sehen, bevor sie sterben, erreichen sie. Als der Abspann läuft, bricht der von Til Schweiger gespielte Martin Brest am Strand zu den ersten Zeilen des titelgebenden Songs zusammen. In *My Life without me* (dt. Titel *Mein Leben ohne mich*) stürzt sich die junge Protagonistin gespielt von Sarah Polley angesichts ihrer Krebsdiagnose in verzweifelte letzte und erste Male. Sie versucht, eine neue Frau für ihren Mann zu finden, sie nimmt ihren Kindern Kassetten auf, sie will noch einmal mit einem anderen Mann schlafen und ihn in sich verliebt machen. Michael Thompson, dessen Krankheitsgeschichte in dem Film *Paddleton* erzählt wird, wird durch die Diagnose Magenkrebs aus seinem eintönigen Alltag gerissen und erlebt mit seinem Freund und Nachbarn Andy aufregende Tage. Und auch Augustus und Hazel Grace, die tragisch liebenden Teenager aus *The Fault in Our Stars*, kosten die Höhen und Tiefen einer Jugendliebe angesichts des unabwendbaren Todes umso mehr aus. Sogar das klassische Hollywood-Drama *Dark Victory* (dt. Titel *Opfer einer großen Liebe*) von 1939 mit Bette Davis und Humphrey Bogart über Judith, eine beliebte junge Frau der High Society, die schließlich einem Hirntumor erliegt, zeigt seine Hauptfigur im Rausch des Erlebens und der Selbsterkenntnis, als sie erfährt, dass sie unheilbar krank ist. Und auch *Me and Earl and the Dying Girl* (dt. Titel *Ich und Earl und das Mädchen*), ein Film, der die üblichen Muster einer fiktionalen Krebsgeschichte aufzubrechen versucht, endet mit dem Tod der jungen Rachel.

Diese Erzählungen von Menschen, die unerwartet aus ihrem Leben gerissen werden, haben unabhängig von ihren variierenden filmischen, erzählerischen und schauspielerischen Qualitäten ein Problem: Sie haben nichts mit meinen Erfahrungen als Krebspatient zu tun. Sie veredeln einen tragischen Zustand, der mich nicht nur nicht betraf, sondern dessen romantische Darstellung ich auch nicht angebracht gefunden hätte. Man hatte mir zwar nie ausdrücklich gesagt, dass Gefahr bestehen würde, dass ich an der Krankheit sterben könnte, aber man hatte mir eben umgekehrt auch nie gesagt, dass das ausgeschlossen war. Man beschränkte sich darauf, mir anzudeuten, dass die Chancen ziemlich gut standen. Dem gegenüber aber befand sich ein signifikanter Teil der kulturellen Repräsentation von Krebs, der mir vermittelte, ich sei todkrank und die nächsten Monate würden mir zeigen, was Leben wirklich bedeutet. Dass ich zwischen diesen Erzählungen und meiner Lebensrealität keine emotionale Verbindung herstellen konnte, bedeutet nicht, dass eine Krebserkrankung das Leben nicht fundamental verändert oder dass sich Perspektiven nicht teilweise verschieben. Das bedeutet ebenfalls nicht, dass es nicht durchaus emotionale Momente im Verlauf einer Krankheitsphase geben kann, die euphorisierende oder vernichtende Gefühlszustände auslösen. Aber es bedeutet vor allem, dass eine Krebserkrankung in vielen Fällen wesentlich profaner ist als es uns suggeriert wird und dass dabei ein Empfinden von Alltagstrott besser sein kann, als jeden Tag im existenziellen Ausnahmezustand zu erleben. Der Kampf um Routinen und Alltag wurde für mich zu einer der größten und wichtigsten Herausforderungen in den kommenden Monaten.

4. Das Übergehen in die Krankheit

Mit dem Gedanken, es gäbe ein Reich der Kranken und eines der Gesunden und von Geburt an besäßen wir die Staatsbürgerschaft für beide, eröffnet Susan Sontag ihren berühmten Essay. Sie wolle dennoch nicht beschreiben, fährt sie fort, wie es ist, in das Reich der Kranken auszuwandern und dort zu leben, sondern stattdessen die Fantasien ergründen, die es umranken. Ihrer eigenen Überzeugung zum Trotz, dass Krankheit eben – entgegen dem Titel ihres Essays – keine Metapher ist, beginnt sie also ihre Analyse des Reichs der Kranken mit einer ebensolchen. Man ist verleitet bei dem Gedanken an ein Leben, das sich in zwei Reichen abspielt, an die einleitenden Worte von Charles Dickens' *Eine Geschichte aus zwei Städten* zu denken: «Es war die beste aller Zeiten, es war die schlimmste aller Zeiten.»[39]

Viele Filme und Romane, aber auch Memoiren über Krebs scheinen ihre erzählerische Kraft daraus zu ziehen, die Phase der Krankheit in all ihrem Schrecken auch als eine erfüllende Zeit darzustellen. Doch auch wenn ich aus den Monaten, die der endgültigen Diagnose Ende September 2017 folgten, viel mitgenommen habe, das mein Leben bereichert hat, weigert sich etwas in mir, diese Zeit zu überhöhen, sie in einem besseren Licht zu zeigen, als sie es verdient hat. Und im selben Moment frage ich mich, ob es wirklich die schlimmste aller Zeiten war – vermutlich schon, bis jetzt. Ganz grundsätzlich aber erscheint mir der Firnis aus Pathos, der auf die Zeit einer Krebserkrankung oft gelegt wird, als eben das: Eine Schutzschicht, die eine Phase unseres Lebens veredelt, an deren Banalität wir uns sonst die Haut aufreiben würden.

Der Moment, in dem man durch schwere Krankheit seinem Alltag entrissen wird, wenn der Übertritt in das Reich der Kranken beginnt, fühlte sich für mich in einer erschreckenden Weise existenziell bedrohlich und gleichzeitig banal an. In meinem konkreten Fall mag das daran gelegen haben, dass sich durch die Diagnose nichts akut änderte. Mein Verstand und mein Wissen über die Krankheit, die man mir gerade bestätigt hatte, aber vermittelten mir, dass sich nun alles ändern müsste und auch würde. Wer bei nahezu vollständiger Symptomlosigkeit für lebensbedrohlich krank erklärt wird, gerät in einen Zustand der Dissoziation. Es kostet enorme Kraft, sich selbst davon zu überzeugen, dass man sich nun wirklich einer Therapie unterziehen muss, die nicht nur die Krankheit selbst bekämpft, sondern auch den eigenen Körper. Es ist eine seltsame Herausforderung für die Privilegierten, die ihre Krankheit selbst nicht spüren, sich darüber klar zu werden, dass es zwingend notwendig ist, ihr aktuelles Leben aufzugeben und all den Mythen und Fantasien, die man über Krebs, über Chemotherapie kennt, nun wirklich auf den Grund zu gehen. Man muss glauben, «dass das, was wir weder sehen noch fühlen können, uns umbringen kann»,[40] wie es Boyer ausdrückt. Diesen Kampf, den der eigene Verstand in dieser Phase mit sich selbst ausfechten muss, meint man in einem Stand-Up-Auftritt der amerikanischen Komikerin Tig Notaro zu hören, bei dem sie wenige Tage nach ihrer Brustkrebsdiagnose ihr Publikum begrüßte:

«Hallo, guten Abend, hallo, ich habe Krebs, hallo, geht's euch allen gut? Ich habe Krebs, und ihr so? Aaah, was für eine tolle Zeit, hab' gerade die Diagnose Krebs bekommen. Fühlt sich richtig gut an, gerade eben erst die Diagnose Krebs bekommen.»[41]

Innerhalb von nicht einmal einer halben Minute – immer wieder unterbrochen von dem unsicheren Lachen des Publikums – erwähnt Notaro vier Mal, dass sie Krebs hat. Der Eindruck drängt sich auf, dass sie nicht nur dem Publikum zu vermitteln versucht, dass das was sie sagt, wirklich der Realität entspricht und kein schwarzhumoriger Einstieg in einen lockeren Abend ist, sondern auch sich selbst. Die Worte «Ich habe Krebs» auszusprechen und selbst zu verstehen, was man in diesem Moment sagt, erfordert enorme Überwindung. Es ist nach der Diagnose durch die Ärzt:innen der zweite Schritt in das von Sontag beschriebene Reich der Kranken. Zu hören, wie Notaro sich für eine halbe Stunde vor Publikum mit der Tatsache des eigenen kranken Körpers konfrontiert, ist zunächst beeindruckend, weil es Mut braucht, sich selbst und das Publikum dieser Spannung auszusetzen. Gleichzeitig nutzt sie die Möglichkeiten, die ihre Kunstform bietet, um sich selbst dazu zu zwingen, ihrer Krankheit nicht auszuweichen. Im Austausch mit einem Publikum, das erst langsam versteht, dass Notaro es ernst meint, bespricht sie all das, womit Krebspatient:innen in diesen ersten Tagen zurechtkommen müssen.

Ich hatte diese Möglichkeit nicht, sie kam mir aber auch nicht in den Sinn. Stattdessen durchlebte ich etwa zehn

Tage, in denen ich auf zwei oder drei Partys war und trank und rauchte, wie ich es die letzten Jahre auch getan hatte, bis mir meine Freundin sagte, wie seltsam es sei, mich so zu sehen, wissend, dass ich in wenigen Tagen eine Chemotherapie wegen einer ernsten Krebserkrankung beginnen würde. Sie klang dabei nicht vorwurfsvoll, nicht als würde sie mich in diesem Moment davon abhalten wollen, es wirkte auf mich vielmehr, als drückte sie etwas aus, das ich selbst auch spürte: Verwirrung, weil ich mich so verhielt, wie man es von einem Krebskranken nicht erwarten würde. Es waren die Tage, in denen ich noch nicht realisiert hatte, was eigentlich geschehen war, gerade geschah und bald geschehen würde. «Heute Morgen war ich auch wieder kurz traurig. Es schwankt zwischen Nicht-fassen-Können und einer gewissen Kühlheit oder auch Kühnheit.»[42] Dieser Zustand, den Christoph Schlingensief in den Tagen vor Beginn seiner Behandlung wegen Lungenkrebs erlebt, beschreibt das Gefühl dieser Phase sehr treffend. Kühlheit oder auch Kühnheit – ich lag eines nachmittags auf dem Boden meiner Wohnung und sang zu *I'm still standing* von Elton John mit. *I'm still standing better than I ever did. / Looking like a true survivor, feeling like a little kid.* Mit der kühnen und naiven Überzeugung, die in diesen Zeilen liegt und der emotionalen Coolness, die der Song vermittelt, stemmte ich mich gegen die psychische Überwältigung durch die Situation. Warum tut man so etwas? Man inszeniert sich selbst eine Szene, ich habe sie sogar mit Musik unterlegt. Und dann steht man plötzlich auf einer Brücke und blickt den Fluss hinunter, denkt kitschige Phrasen wie «Der Fluss des Lebens», die man sonst weit von sich stoßen würde, und am Abend steht man mit einem Bier in der einen und einer Zigarette in der anderen Hand auf einer Terrasse und hat für einen Moment fast vergessen, was gerade im Körper passiert. Aber ab wann ist man ein:e Krebskranke:r? Medizinisch ist diese Frage vermutlich leichter zu beantworten als emotional. Ich wurde emotional am Montag, 02. Oktober 2017, zum Krebskranken, als ich mich stationär in der Universitätsklinik Freiburg anmeldete und ein Patientenarmband bekam, das erste von mehreren Dutzend in den folgenden acht Monaten.

Sontags Metapher eines Reichs der Kranken, in das man eines Tages auswandert, ist bei genauer Betrachtung erstaunlich passend. Die ersten Tage in dieser neuen Umgebung sind geprägt von ersten Malen, die mit den Tagen, Wochen und Monaten zu Routinen werden, und wie bei einem Umzug müssen Dinge erledigt werden, die den Eintritt in ein neues Land, in ein neues Leben überhaupt erst ermöglichen. Die ersten Stunden in diesem neuen Leben gleichen einer Bestandsaufnahme. Da mein Körper in den nächsten Monaten an seine Grenzen gebracht werden sollte, musste festgestellt werden, ob er in der Lage war, diese Phase durchzuhalten. Ob ich psychisch in der Verfassung dazu war, kam nie zur Sprache, es wurde vorausgesetzt. Dabei ist eine Krebsbehandlung eine Therapie, die nicht nur den Körper, sondern den ganzen Menschen bis an die äußersten Ränder der Belastbarkeit treiben kann. Sie verläuft auf zwei Ebenen – einer physischen und einer psychischen. Im manchen Momenten verschränken sie sich zu einer Ebene, wenn der Ekel vor der eigenen Körperlichkeit so groß wird, dass man den Drang verspürt, dem eigenen physischen Selbst zu entfliehen. Und in anderen Momenten laufen die beiden Ebenen parallel zueinander, wenn der Körper quälende Routinen entwickelt hat, die mit erschreckender Regelmäßigkeit geschehen, und die Psyche angesichts eines sonnigen Frühlingstages verzweifelt.

Ich hatte das Glück mit dem Beginn des ersten Tages in der Klinik in eine emotionale Haltung zu gelangen, die es mir erlaubte, diese ersten Stunden und Tage mit einer stoischen Ruhe zu durchlaufen. Anders hätte ich die Eindrücke, Ängste, Verunsicherungen und die Absurdität, die einen in dieser ersten Zeit überfallen kann, nicht ertragen können.

Als am dritten Tag im Krankenhaus die Chemotherapie beginnen sollte, hatte ich einen Tag erlebt, an dem ich mehrmals nervös in Untersuchungsräumen gesessen und gelegen hatte, immer wartend darauf, dass sich eine Schwäche meines Körpers offenbaren würde, die eine aufreibende Behandlung verhindern würde. Der zweite Tag war leer. Tag der Deutschen Einheit. Ein Feiertag bedeutete Stillstand, warten, Spazierengehen im nahen Seepark, das Gefühl von letzten Malen, obwohl auch diese letzten Male erste Male waren und sich nicht mehr anfühlten wie zuvor. Am dritten Tag traf mich die Absurdität meiner Situation wie ein Schlag als ich verzweifelt lachend, einen Schlauch schon als Katheter in einer Vene meines Halses im Bad meines Krankenzimmers stand, ein Döschen in der Hand, in dem ich Sperma abgeben sollte. Das Labor hatte meine erste Abgabe vom Tag zuvor aus Versehen zerstört. Man war froh, mich noch erreicht zu haben, bevor mit der ersten Gabe der Therapie begonnen wurde, damit die Probe noch eingefroren werden konnte. Es sind diese Momente, die in ihrem ganzen Wahnwitz einen Riss in die Anspannung dieser Zeit reißen, weil es grotesk ist, wenige Stunden vor Beginn einer Chemotherapie mit einem Venenkatheter im Hals auf der Toilette einer Krebsstation zu masturbieren, um die Chance zu bewahren, irgendwann in einer ungewissen Zukunft vielleicht Kinder zu haben. Ich war beinahe dankbar für so einen Moment, der sich nicht fassen ließ und mir gleichzeitig ein kurzes Gefühl von Souveränität verschaffte. Man gibt mit dem Betreten des Krankenhauses einen Teil der Herrschaft über das eigene Handeln ab, man wird von Station zu Station geschickt, von Zimmer zu Zimmer, überlässt sich Wartezeiten, Behandlungen, der Körper wird betastet, durchleuchtet, verzeichnet. Die schuldvolle Panik in der Stimme der Labormitarbeiterin, die mich anrief, ihr tiefes Durchatmen, als ihr klar wurde, dass die Therapie noch nicht begonnen hatte, gaben mir die Möglichkeit wenigstens für Minuten ein Stück Handlungsmacht zurückzuerlangen und jemand anderen als mich selbst zu beruhigen.

Bis dahin war ich mehrere Tage mitgeschwommen in einem Trott aus Terminen, ich war herumgereicht worden, folgte Aufforderungen, ließ Berührungen und Tests über mich ergehen und lag dann schließlich auf dem Rücken meines Bettes im Krankenzimmer, während mir meine Freundin die Hand hielt und ihr Gesicht in ihre Jacke drückte, während mir unter örtlicher Betäubung ein Schlauch in den Hals gelegt wurde, durch den später giftige Flüssigkeiten in meinen Körper geleitet werden sollten.

Das alles wurde begleitet von Stimmen, die mir Mut zusprachen, die versuchten mich zu beruhigen, obwohl ich nach außen hin völlig ruhig war, Stimmen, denen man anmerkte, dass sie versuchten, die richtigen Worte zu finden, den richtigen Ton zu treffen. Als ich nun selbst am Telefon der Labormitarbeiterin beruhigend erklärte, dass die Therapie noch nicht begonnen habe und ihr die Last der Schuld etwas abnehmen konnte, hatte ich zum ersten Mal seit Tagen wieder eine andere Rolle – die Rolle desjenigen, der sich um jemanden kümmert. Und so sehr ich diese Rolle in diesem Moment genoss, so sehr machte es mich im Verlauf der folgenden Monate wütend, wenn ich in diese Rolle gedrängt wurde.

Eine Krebserkrankung ist auch eine soziale Krankheit und damit nicht die Krankheit einer Person. Sicher, es ist eine Person, die körperlich daran leidet, sie schwebt als einzige in existenzieller und konkreter Gefahr, sie muss Therapien, Operationen und Schmerzen am eigenen Körper erfahren und sich damit auseinandersetzen, wie das eigene Leben weitergehen soll und kann. Doch dieser eine Mensch ist nicht der einzige, der aufgrund der Krankheit leidet, er bildet nur das Zentrum einer Erfahrung, die oft sehr viele Menschen in unterschiedlichem Maße betrifft. Im Zentrum einer solchen Krankheit zu stehen bedeutet unter anderem auch, Erwartungen ausgesetzt zu sein und Verantwortung zu tragen in einer Phase des Lebens, in der einen teilweise die schlichte Notwendigkeit der Nahrungsaufnahme überfordert.

Ich war krank. Viele andere Menschen aber litten auch –
nur anders. Anders leidet auch Andy Freeman, der in dem
Film *Paddleton* seinen besten Freund an Krebs verliert. Bei
Michael, Andys Freund und Nachbar, wird Magenkrebs
im Endstadium diagnostiziert, Heilung ausgeschlossen.
Bevor sein Leiden unerträglich wird, beschließt der todkranke Michael, seinem Leben durch ärztliche Sterbehilfe
selbst ein Ende zu setzen. Er bittet Andy, ihn zu der sechs
Autostunden entfernten Apotheke zu begleiten, um das
Medikament abzuholen. Auch wenn zunächst Michaels
Krankheit im Fokus der Handlung steht, verschiebt sich
dieser im Laufe der Zeit immer mehr auf Andys Umgang
mit dem bevorstehenden Tod seines besten Freundes.
Seine panische Überzeugung, sich um Michael kümmern
zu müssen, gipfelt darin, dass er einen Spielzeugtresor
kauft, um den tödlichen Tablettencocktail sicher darin
aufzubewahren; vielleicht auch um ihn für Michael unzu-
gänglich zu machen. Von Minute zu Minute offenbart sich
mehr, dass hinter dem fast manischen Drang, für Michael
da zu sein, und einer zunehmenden Unfähigkeit, die eigenen Emotionen in Worten auszudrücken, nicht nur Angst
und Sorge um den Freund stehen, sondern auch Hilflosigkeit angesichts dessen, was die Krankheit mit ihm selbst
macht. Wer Krebs nicht am eigenen Leib, sondern an dem
eines nahen Menschen erfährt, sieht sich oft konfrontiert,
mit einer beinahe unerträglichen Spannung: einer Spannung, die aus dem Anspruch entsteht, für den anderen da
zu sein, der Erkenntnis, dass das nur eingeschränkt möglich ist, und der Notwendigkeit, sich auch um sich selbst
zu sorgen.

Ich habe diese Spannung in vielen Menschen gespürt, die in den kommenden Monaten, um mich herum waren, die bei mir sein wollten und die sich genau wie ich abmühten, ihren Umgang mit meiner Krankheit zu finden, und sich im Versuch selbst nichts falsch zu machen wanden. An manchen Tagen habe ich diese Menschen dafür geliebt und an anderen hat es mich wütend gemacht, weil mich das Gefühl überkam, ihr Leiden sei nicht gerechtfertigt. Christoph Schlingensief schreibt in seinem Tagebuch: «Mitleiden geht sowieso nicht, mitbefürchten geht vielleicht.»[43] Er schreibt diesen Satz noch bevor er die finale Diagnose bekommen hat, zu einem Zeitpunkt, als er noch hofft. Und dennoch spricht aus diesem Satz bereits Trotz, die trotzige Erkenntnis, dass niemand so sehr leiden kann wie man selbst.

«Krankheit [...] betrifft primär und immer das Individuum.»[44] Wie recht Katharina Edtstadler mit dieser Einschätzung hat, wird einem kranken Menschen in den ersten Wochen einer langen Krankheit bewusst. Die anderen Menschen sind, um mir erneut Worte von Edtstadler zu leihen, «Statisten der Krankheit»[45]. Der Begriff des Statisten kommt mir an dieser Stelle sehr passend vor. Niemand, der jemals an einer Theaterproduktion beteiligt war, wird abstreiten können, dass die Akteur:innen, die keine Sprechrolle haben, wichtig sind. Sie füllen den Raum, der bespielt wird, mit Leben, sie stellen etwas dar, das die Bühne und ihre Requisiten allein nicht bieten können: ein lebendiges Gegenüber, das für die handelnden Schauspieler:innen erst die körperliche Umgebung schafft, um agieren zu können. Sie spielen nicht mit, aber sie schaffen die Atmosphäre, in der das Spiel erst ermöglicht wird. Mitbefürchten statt mitleiden, sagt Schlingensief. Auch wenn man durchaus von emotionalem Leid sprechen kann, ist die Unterscheidung, die er hier aufmacht, die von emotionaler Befürchtung auf der einen Seite und einem Leiden, das sich im Körper des Kranken manifestiert, auf der anderen. Ich vermute, es ist an dieser Stelle nicht nur das körperliche Leiden als Schmerz gemeint, sondern zusätzlich etwas, das aus dem Bewusstsein entsteht, dass der eigene Körper von innen heraus bedroht ist. Das kann der andere Mensch, der «Statist der Krankheit», nicht empfinden, er kann nur die Befürchtungen teilen, auf die Ebene des Leidens kommt er nicht, seine «Gefühle beziehen sich nicht auf [die Krankheit], sondern auf den Erkrankten.»[46]

«Krankheit ist ein Zustand absoluter Einsamkeit,»[47] wieder Edtstadler. Das ist ein Gedanke, der mir immer wieder kam. Er kam manchmal dann, wenn andere versuchten, mir die positiven Seiten einer Situation zu zeigen oder wenn ich den Eindruck hatte, jemand war besonders besorgt. So besorgt, dass man es in der Stimme hörte, in dem mitleidigen Klang, der in der Frage «Wie geht's dir?» mitschwang. Dieser Klang, der vor allem ausdrückt, wie schwer es der anderen Person fällt, die richtigen Worte zu finden. Deutlich wird in diesen Momenten die Einsamkeit, die in der Krankheit wirkt. Das Außen, die Sorge der Menschen um einen herum, dringt nicht durch, weil sie an der Grenze zum Leiden aufgehalten wird. Ich hatte oft keine Kraft, diese Mühen anderer Menschen zu ertragen und gleichzeitig ahnte ich, wie auch sie unter der Situation litten und versuchten, den richtigen Umgang damit zu finden, meine Familie, meine Freund:innen, meine Partnerin.

Der Zustand absoluter Einsamkeit verschwindet über die Zeit der Krankheit nie vollständig, er ist Teil der Krankheitserfahrung, etwas, das nicht symptomatisch fassbar ist, das in keinem Arztbrief, in keiner Diagnose steht. Wie fast alle Symptome kann auch die Einsamkeit zurückgedrängt werden, nicht dauerhaft, aber zumindest für einige Stunden. Als an einem der ersten Tage drei Freund:innen in mein Zimmer im Krankenhaus kamen, die Spielkarten auspackten und wir eine Stunde lang Skat spielten, war es für einige Zeit in Ordnung. Gut ging es mir auch, wenn ein anderer Freund manchmal zu Hause bei mir vorbeikam und wir zwei Stunden an der Playstation spielten und er nicht viel mehr zu meiner Krankheit sagte als «Das ist scheiße, ne?» Mein Bruder kam fast jeden Tag, an dem ich im Krankenhaus war, kurz vorbei, kaufte für mich ein und war einfach da. Nach außen entspannt, saß er auf dem Stuhl neben meinem Bett, erzählte von seinem Tag, seinem Leben, den Sorgen in seiner Beziehung und all dem, was passiert, wenn man ein normales Leben hat. Ich wollte genau das, ich wollte Menschen, die mich an dem teilhaben ließen, was in ihrem Leben passierte.

Der Wunsch an dem letzten Rest Normalität teilzuhaben, den man noch erreichen kann, kehrt in vielen fiktionalen Krebserzählungen wieder. Als Michael in *Paddleton* zu verstehen beginnt, dass er nicht überleben wird, bittet er Andy um Normalität: «Ich will Pizza backen, ein paar Filme schauen und ein bisschen Paddleton spielen.»[48]

Einfach alles wie immer, den Trott genießen, solange er da ist. Es ist ein beinahe rituelles Auflehnen gegen eine Krankheit, die einem das entreißt, was viele bis zu diesem Zeitpunkt nicht zu schätzen gewusst haben: Alltag und Normalität. Mit der Diagnose Krebs wird das Leben zum permanenten Ausnahmezustand und das gleichförmige Dahinziehen der Tage, wie sie immer gewesen sind, zum sehnlichen Wunsch. Schlingensief schreibt von dem Gefühl einer «Trennung von der Normalität», diese habe ihn verlassen. Es fühlt sich tatsächlich wie Liebeskummer an, das Aufbäumen gegen eine nicht akzeptable Realität, der verzweifelte Versuch, etwas zurückzuholen, das mit einem Mal aus dem Leben verschwindet. Vom Leben anderer zu hören, gab mir das Gefühl, dass diese Normalität noch da draußen war und ich daran teilhaben konnte. Beinahe wütend wurde ich, wenn jemand plötzlich mitten im Satz abbrach, wenn er von seinen Sorgen erzählte, aus Angst, sie würden gegen meine Krankheit lächerlich wirken.

An anderen Tagen aber ertrug ich es nicht, dass Menschen, die ich bei mir haben wollte, Zeit für sich brauchten und sich um ihren Alltag und andere Menschen kümmern mussten. Ich kämpfte dagegen an, wütend auf meine Freundin zu sein, wenn sie sagte «Ich kann heute nicht», oder wenn sie nur abends eine Stunde vorbeikommen konnte oder auch wollte. Dann wollte ich fühlen, dass Menschen für mich da sind und mir dadurch zeigten, dass sie den Ernst meiner Lage anerkannten und manchmal wollte ich das auch nicht, war froh, wenn ich allein sein konnte, weil es nichts zu sagen gab, außer «Es geht mir schlecht.»

Doch in diesen ersten Tagen in der Klinik war der Drang danach, nicht allein zu sein, noch da. Und gleichzeitig war da dieser Gedanke, dass sich doch in genau diesen Lebensphasen zeigen sollte, wer die *wahren* Freund:innen sind oder ob sich eine Beziehung, die bisher nicht einmal die Härten eines gemeinsamen Alltags durchstehen musste, in Zeiten einer Krise beweisen würde. Genau wie die Überhöhung der Krankheitszeit als eine Zeit, in der sich das Leben endlich in seiner ganzen Intensität zeigen muss, ist auch dieser Gedanke an eine Prüfung für Freundschaften und Beziehungen ein Ritual der Krankheitserzählung. Der Mythos, dass sich in der außergewöhnlichen und extremen Situation einer Krebserkrankung die wahren Freundschaften zeigen, zieht sich durch viele Geschichten, die diese Krankheit thematisieren. Der Film *Paddleton* ist nur eines von vielen Beispielen. Und natürlich erweisen sich manche Menschen als besonders empathisch und zugewandt in diesen Monaten, während andere nur spärlich von sich hören lassen oder überfordert sind. Ich musste jedoch erfahren, dass weder das eine noch das andere sichere Anzeichen für eine sogenannte *wahre* oder *falsche* Freundschaft sind. Freundschaften zeigen sich in unterschiedlichen Situationen auf unterschiedliche Weise und wer der:die beste Freund:in während einer Krankheitszeit ist, ist vielleicht die falsche Person, um über Liebeskummer hinwegzuhelfen. In den langen Wochen und Monaten, die ich durchlief, erlebte ich Menschen, mit denen ich zuvor locker befreundet war und die auf einmal da waren, mit der Situation intuitiv richtig umgingen, für mich kochten und mich ganz selbstverständlich so behandelten, dass ich mich in ihrer Gegenwart wohlfühlte, und mit denen der Kontakt anschließend wieder auf ein normales Niveau zurückfiel oder inzwischen langsam immer weniger wird. Andere wiederum, die ich heute noch zu den wichtigsten Menschen in meinem Leben zähle, besuchten mich selten und fühlten sich dann sichtbar unwohl. Und so sehr es mich irritierte, dass Menschen, deren Nähe und Zuwendung ich in diesen Monaten erwartet hätte, nicht in der Lage waren, mir beides zu geben, so sehr kann ich ihr Unwohlsein nachvollziehen. Auch wenn es nicht immer leicht zu akzeptieren war. Man will niemanden neben seinem Bett sitzen haben, der selbst nicht mit der Situation zurechtkommt.

Niemand saß an meinem Bett, als am Nachmittag des dritten Tages im Krankenhaus eine Pflegerin mit einem Infusionsständer in mein Zimmer kam, an dem mehrere Beutel mit transparenten Flüssigkeiten in unterschiedlichen Farbtönen hingen. So sehr das Wort *Chemotherapie* und die damit verbundenen Vorstellungen von haarlosen, abgemagerten Körpern, Übelkeit und Schwäche mein Bewusstsein der Krankheit geprägt hatten, so wenig wusste ich jedoch davon, wie genau die Therapie ablief. Erst über die letzten Tage hatte ich verstanden, dass für mehrere Monate in regelmäßigen Abständen Flüssigkeiten in meinen Körper fließen würden, die in hohem Maße toxisch sind und dafür sorgen würden, dass Zellen, die sich schnell teilen, zerstört werden. Leider teilen sich nicht nur Tumorzellen schnell. Das Sprichwort *Mit Kanonen auf Spatzen schießen* beschreibt ein Vorgehen, bei dem die Wirkung der gewählten Methode weit über das erhoffte Ziel hinausgeht – wer mit einer Kanone auf einen kleinen Vogel schießt, trifft mehr als nur den Vogel. Das gleiche geschieht bei einer Chemotherapie. Das Gift, das in den Körper geleitet wird, zerstört im besten Fall Tumorzellen, unterscheidet aber nicht zwischen diesen und anderen Zellen, die sich ähnlich verhalten. Wie eine zähe Kraft zerfrisst es jede Zelle, die sich schnell teilt und erwischt dabei auch die Haare, schnell heilende Haut im Mundraum, manche Nerven und viele andere Stellen des Körpers.

Die Flüssigkeit, die im herbstlichen Sonnenlicht des Oktobertages durchsichtig silbrig schimmerte, wurde in eine Papiertüte gesteckt, um sie vor Helligkeit zu schützen. Cisplatin, ein Stoff aus Schwermetall. Die prallen durchsichtigen Beutel sehen aus, als würden sie angenehm kühl durch die Hände gleiten. Nichts lässt an Gift denken. Das rubinrot glänzende Mittel in dem anderen Beutel bricht das Licht noch schöner. Doxorubicin, wie ein flüssiger und hochgiftiger Edelstein, dessen anderer Name Adriamycin an den Ort seiner Entdeckung an der Adria erinnert. Diese Verbindung erweckt in Anne Boyer Gedanken an einen tödlichen Rubin der Adria, ein *roter Teufel* oder ein *roter Tod*, sie erwägt deswegen die Bezeichnung «Des Teufels Sterblichkeitsjuwel von den Küsten Venedigs.»[49] Die fast elegante Trägheit dieser beiden glänzenden und seltsam schönen Stoffe, ihre Gefährlichkeit und ihre Namen, die sich erschaudernd angenehm aussprechen lassen, lassen solche Gedanken zu. Die beiden Medikamente würden nun für drei Tage, begleitet von einer Kochsalzlösung, aus drei Ventilen in einem durchsichtigen Schlauch zusammenkommen, sich zu einer hellrotschimmernden

Flüssigkeit vermischen und ununterbrochen in meinen Körper fließen. Als sich der Schriftsteller Hervé Guibert Behandlungen aufgrund seiner AIDS-Erkrankung unterziehen muss, stellt er fest, «ich muss mir lebendigen Leibes antun lassen, was an meinem Leichnam zu tun es sich anschicken würde, um ihn zu zersetzen.»[50] Krebs ist nicht AIDS – auch wenn die Krankheit zu Anfang homophob als *Schwulenkrebs* bezeichnet wurde – und dennoch liegt diese Beschreibung der Therapie auch im Falle einer Chemotherapie gegen Krebs sehr nahe. Die Therapie zerfrisst den Körper von innen, der wiederum wehrt sich mit aller Macht gegen die Gifte, die in seinen Adern und Zellen wüten – der Körper wird zum Schlachtfeld.

Der Beginn der Chemotherapie aber ist erst einmal ein Beginn des Wartens – auf Wirkung und Nebenwirkung, darauf, dass man etwas spürt, darauf, dass sich etwas verändert. Tropfen für Tropfen fließen Cisplatin und Doxorubicin zusammen – wenige hundert Milliliter innerhalb von 24 Stunden. Man beginnt auf den eigenen Körper zu achten und nach Veränderungen im Gefühl zu suchen. Denn zunächst passiert stundenlang nichts. Die Wucht der Therapie entfaltet sich langsam, nach Stunden, Tagen, Wochen und Monaten. In dem Moment, als die Pflegerin mit dem Infusionsständer das Zimmer betrat und routiniert begann die einzelnen Beutel an mich anzuschließen, war ich beinahe froh. Ich war erleichtert darüber, dass es nun beginnen würde, dass nun die ersten Minuten vom Ende meiner Chemotherapie vorübergehen würden. Ich habe meine Therapie vom Ende her gedacht. Dem genau geplanten Ablauf sei Dank, wusste ich in den meisten

Fällen genau, wieviel mir noch bevorstand. Als die ersten Tropfen Cisplatin und Doxorubicin in meinen Körper flossen, begann ich rückwärts zu zählen.

Die ersten drei Tage der Chemotherapie sind mir in Erinnerung geblieben als eine Zeit, in der ich noch nicht wusste, was mir bevorstand, und in der ich darauf wartete, was mit meinem Körper und mir geschehen würde. Eingebettet in die gleichmäßigen Abläufe des Klinikalltags, spürte ich Stunde für Stunde, Tag für Tag, wie mein Körper auf die Behandlung reagierte. Während zunächst nichts geschah, spürte ich bald ein leichtes Unwohlsein, ein flaues Gefühl, dann eine Schwere in den Gliedern, eine ungewohnte raue Trockenheit, wenn ich die Hände aneinander rieb, irgendwann fiel mir ein fahler Hautton auf, ein Geruch nach Metall in den Handflächen. Ich wartete und beobachtete, betastete und erspürte meinen Körper. Diese Phase ist eine trügerische. Der Körper, noch stark genug, signalisierte mir, dass er noch zurechtkomme.

Als sich am Abend des ersten Tages meine Freundin neben mich in das schmale Klinikbett legte, vorsichtig und verkrampft aus Angst an den Schläuchen mit dem Gift zu zerren, die in meinen Hals führten, merkte ich zum ersten Mal, wie schwierig die kommende Zeit auch für diese Beziehung werden würde. Ich war froh, dass sie da war und wollte zumindest für eine kurze Zeit das Gefühl von Nähe erfahren. Ich spürte aber, wie unwohl sie sich in diesem Moment fühlte, und wie sehr ich versuchte, eine Nähe zu erzwingen, die an diesem Ort nicht möglich war. Umgeben von einem dunklen Zimmer, kaltem Licht, giftigen

Flüssigkeiten und den Gerüchen und Geräuschen einer Krankenstation, ahnte ich, dass wir nun in unterschiedlichen Welten lebten und ich sie nicht in meine ziehen konnte. Man kann «von keinem Menschen verlangen, sich 24 Stunden lang aufopfernd neben einen zu legen.»[51] Schlingensief hat recht und doch ist es ein beinahe unerträgliches Gefühl, wenn der Mensch, den man am meisten bei sich haben will, sich entzieht und selbst eine gemeinsame Stunde kaum möglich ist.

–

Eine Chemotherapie bedeutet innerhalb weniger Monate um Jahrzehnte zu altern. Zumindest fühlt es sich so an. Arthur Frank hat dazu etwas sehr passendes geschrieben: «Ich fühlte, dass ich die Verbindung meines Körpers zu seiner Jugend verlor.»[52] Als ich meine Chemotherapie begann, befand ich mich in einem Alter, in dem der Körper so langsam auf dem Höhepunkt der Leistungsfähigkeit in den Prozess des Alterns übergeht. Für mich aber markieren diese acht Monate sehr genau diesen Kippmoment. Viele Menschen merken irgendwann in ihren Dreißigern, dass sie nicht mehr die gleiche Energie haben, wie es einmal der Fall war, es ist ein schleichender Prozess. Ich kann diesen Moment des Alterns sehr genau markieren. Und genau wie beim Älterwerden, vollzieht sich die Veränderung bei einer Chemotherapie zunächst unbemerkt, bis man eines Tages in den Spiegel schaut und ein durch Übelkeit verquollenes Gesicht ohne ein einziges Haar und einen Körper mit fahler Haut sieht. Ebenso wie man nicht jeden Morgen aufsteht und bemerkt, dass man wieder 24

Stunden älter ist als am Tag zuvor, bemerkt man auch bei einer Chemotherapie nicht sofort, wie sehr der Körper leidet und welchen Anstrengungen er ausgesetzt ist. Die ersten Tage im Krankenhaus bis ich am Montagmorgen wieder entlassen wurde, verliefen auch dementsprechend unerwartet entspannt. Ich spürte, wie die Gifte auf mich wirkten, ich merkte, wie mein Körper begann seltsam zu riechen, metallisch, ein bisschen wie offenes Fleisch, meine Haut wurde gräulich und eine leichte Übelkeit schwang den Tag über durch meinen Körper, aber nichts geschah, was mir ernsthaft Sorgen vor den Auswirkungen über die nächsten Monate bereitet hätte. In relativ ruhiger Stimmung empfing ich daher am zweiten Tag der Chemotherapie einen jungen Psychotherapeuten, der mit mir sprechen sollte.

Wie bereits geschildert, ist die Geschichte der Krankheit Krebs auch eine Geschichte von Kommunikationsproblemen. Das reicht im fiktionalen Bereich von der Fremdscham besetzten Szene in *Breaking Bad*, in der Walter Whites Familie ein *Gesprächskissen* herumgehen lässt, mit dem jede:r die eigenen Emotionen ausdrücken darf, bis hin zu der realen Situation, die die Schriftstellerin Charlotte Link in dem autobiografischen Buch *Sechs Jahre. Der Abschied von meiner Schwester* schildert. Ihrer Schwester Franziska wird empathielos erklärt, sie habe noch wenige Monate zu leben und diese «würden grauenhaft sein.»[53] Auf die verzweifelt hilflose Aussage, sie habe eine erst zwei Jahre alte Tochter, reagiert die Ärztin mit «Das ändert nichts.»[54] Link schildert die Szene als «Exekutionskommando.»[55] Ich hatte bis zum Beginn meiner Therapie verschiedene Gesprächssituationen erlebt, in denen mit mir über meine Krankheit, die Chemotherapie und die Herausforderungen der nächsten Monate gesprochen worden war. Dabei hatte ich so unempathische Ärzte erlebt, wie bei meinem ersten Termin in Freiburg, der zu Anfang der Chemotherapie beinahe ein halbes Jahr zurücklag, aber auch zugewandte Ärzt:innen, wie den Oberarzt und einige der Assistenzärzt:innen der Station, auf der ich in den kommenden Monaten viel Zeit verbringen würde. Andere wiederum sagten mir am Tag der ersten Medikamentengabe mit ausdruckslosem Gesicht, mir stünden einige harte Monate bevor; eine Aussage, die zwar wahr, aber ebenso inhaltlos ist, wie die Aussage einer weiteren Ärztin, die immer wieder meinte «Sie schaffen das schon!» – was würde ich schon schaffen? Und woher nahm sie die Sicherheit, das zu sagen? Es ist elementar, wie mit Patient:innen gesprochen wird. Ein und dieselbe Aussage kann eine signifikant andere Wirkung haben, je nachdem, wie sie ausgesprochen wird, mit welchem Gesichtsausdruck, mit welchen Worten und mit welcher Haltung. Es macht einen Unterschied, ob man bei Betreten der Station freundlich begrüßt wird oder ob man das Gefühl bekommt, man störe eigentlich. Und genau wie Bekannte, Freund:innen und meine Familie unterschiedlich mit mir über meine Krankheit sprachen, war das auch bei den Menschen, die als Ärzt:innen und Pfleger:innen mit mir zu tun hatten, der Fall. Bezeichnend war allerdings, dass bis zum zweiten Tag der Chemotherapie noch niemand mit mir gesprochen hatte, der dazu ausgebildet worden war, mich emotional aufzufangen und sich ausschließlich mit der psychischen Seite der kommenden Anstrengungen auseinanderzusetzen. Ich bat deswegen auf Nachfrage darum, mit jemandem von der psychosozialen Beratung zu sprechen, der am zweiten Tag auch kam.

Der junge Mann, der an diesem Vormittag mein Zimmer betrat, war etwa in meinem Alter, von schmächtiger Statur und in Haltung und Auftreten seltsam unsicher. Als wir uns an den kleinen Tisch am Fenster gegenüber voneinander setzten, schien es beinahe, als würde er am liebsten in dem gepolsterten Stuhl versinken oder eins mit Lehne und Sitzfläche werden, so sehr drückte er sich in das Möbelstück und dadurch von mir weg. Erst schwieg er ungewöhnlich lange, blickte immer wieder mich an und aus dem Fenster, bevor er so leise zu sprechen begann, dass ich genau hinhören musste, um zu verstehen, was er sagte. Die ganze Situation vermittelte mir den Eindruck eines verkehrten Verhältnisses, in dem ich dafür sorgen musste, dass sich der unsichere junge Psychotherapeut in der Gegenwart eines jungen, schwerkranken Mannes nicht unwohl fühlte.

Ich habe sehr viel später den Film *50/50 – Freunde fürs (Über)leben* gesehen, in dem Joseph Gordon-Levitt den 27-jährigen Adam spielt, der an Krebs erkrankt und sich schließlich in seine Psychotherapeutin Katie verliebt, und war erstaunt darüber, wie sehr die erste Therapiesitzung im Film meine Erfahrung an diesem Tag spiegelt. Auch Katie ist zunächst überfordert von der Situation als Anfängerin in der Ausbildung mit einem potenziell todkranken Menschen in ihrem Alter konfrontiert zu werden. Adam ist ihr gegenüber in der stärkeren Position, sie hingegen wirkt nervös und unsicher. Auf ihre Frage, wie er sich fühle, antwortet Adam: «Gut, ich glaube, ich kann mich nicht erinnern, dass ich je so ruhig und gelassen war.»[56] Das sei ein Schockzustand, reagiert sie schnell, sichtbar froh darüber, etwas sagen zu können, was sie gelernt hat. Als er daraufhin nur deutlicher betont, wie gut es ihm gehe, reagiert sie irritiert und zugleich erfreut, während Adam nun seinerseits angespannt wirkt. Die Szene der dramatischen Liebeskomödie, die darauf angelegt ist, dass die Zuschauer:innen Spekulationen über die Entwicklung der Beziehung der beiden Figuren anstellen, ähnelte erschreckend meinem Gespräch mit dem Therapeuten an diesem Vormittag im Oktober 2017 – jedoch ohne die Untertöne eines amourösen Interesses für den anderen Menschen. Auf jede meiner Beteuerungen, ich sei entspannt und ruhig, reagierte er nervös mit einem lehrbuchartigen Satz und obwohl er unter Umständen genauso recht hatte wie die Therapeutin in dem Film, konnte ich ihn nicht ernst nehmen. Ich fühlte mich überlegen, saß beinahe lächerlich lässig mit Schläuchen im Hals in Jogginghose und Kapuzenpullover am Tisch, die Beine überschlagen und verstand nicht, wie der junge Mann mir gegenüber in der Lage sein sollte, mich darin zu unterstützen, damit zurechtzukommen, dass mein Leben aus den Fugen geraten war. Die Wahrheit ist, dass ich mich trotz allem wirklich seltsam ruhig fühlte, obwohl ich bei genauerer Betrachtung vermutlich sehr viel Souveränität vor mir selbst und anderen gespielt habe. Die Anwesenheit des Therapeuten verunsicherte mich daher sogar eher, weil er mir zu spiegeln schien, wie ernst mein Zustand war; so ernst nämlich, dass er offenbar selbst davon überfordert war.

«Ich liege in diesem kleinen Zimmer, und das Erstaunliche an meinem Zustand – an meinem geis-
tigen Zustand – ist eine seltsame Apathie. Ich will
sagen, ich will mich nicht dagegen wehren. Mein
Befinden ist irgendwie befriedigend.»[57]

Wie Walter Diggelmann, der Ende der 1970er Jahre auf einer
Krebsstation lag, ging es auch mir während der ersten Phase meiner Chemotherapie. Ich fühlte mich den Umständen
entsprechend ruhig, nicht gut, aber auch nicht so schlecht,
wie ich es erwartet hatte, eben am ehesten seltsam unbetei-
ligt. Die ersten Schübe der Giftstoffe lösten eine Schwere in
meinem Körper aus, die sich auch auf die Psyche auswirkte.
Ich fühlte mich durchgängig wie nach einem langen anstren-
genden Tag. Den Trubel der Station bekam ich in diesen ersten Tagen kaum mit. Das große Glück eines Einzelzimmers,
das ich manchmal – je nach aktueller Belegung der Station –
hatte, erleichterte mir den Beginn dieser Monate sehr und
die Tage tropften dahin wie die Flüssigkeiten in den Beuteln am Infusionsständer, den ich überall hinter mir herzog.
Manchmal ging ich am späten Abend noch auf dem Gang
der Station auf und ab, Schritt für Schritt, und genoss die
geschäftige Stille, die sich nachts über ein Krankenhaus legt.
Aber ich machte diese kurzen Spaziergänge auf dem Gang
auch, um zu zeigen, dass mein Zustand gut war. Ich wollte
signalisieren, dass ich zurechtkam. Tagsüber verbrachte ich
die Stunden mit Serien und Filmen, lesen und wenigen Be-
suchen. Wenn einen die Chemotherapie noch nicht zu hart
trifft, dann ergibt sich auf einmal sehr viel Zeit, die man zur
Verfügung hat. Man muss nur in der Lage sein, über diese
Zeit zu bestimmen.

In einem Essay, der diesem Buch vorausging, habe ich meine Wohnung als mein Uchronia beschrieben, meinen Eigenzeitort – einen Ort, an dem ich bestimmen kann, unter welchen Umständen ich meine Zeit verbringe. So unerwartet ruhig die ersten Tage im Krankenhaus waren, so sehr wollte ich dennoch nach Hause in meine Wohnung. Wenn man unter Einfluss einer Chemotherapie steht, ist es entscheidend, dass man sämtliche Parameter des eigenen Lebens so einstellen kann, dass sie es einem ermöglichen, die Situation so gut wie möglich zu ertragen. Ein Krankenzimmer auf einer Krebsstation ist dazu nur in sehr engen Grenzen geeignet. Ein Körper, der die meiste Zeit des Tages davon beansprucht ist, die Wirkung von Giften, die ihn durchströmen, zu kontrollieren, reagiert auf die kleinsten Details. Gerüche verändern sich, werden unerträglich, Farben erscheinen auf einmal anders und lösen körperliche Reaktionen aus, die man sich vorher nicht hatte vorstellen können. Oberflächen fühlen sich seltsam an, eine angeraute Tischplatte kann Gänsehaut auslösen, das Weiß von Handtüchern Übelkeit erzeugen. Essen in Krankenhäusern ist selten gut, für mich wurde schon sein Anblick zu einem Moment, in dem sich mir alles zusammenzog. Es ist, als wären die Verteidigungsmechanismen des Körpers heruntergefahren, weil die Kräfte andernorts gebraucht werden, sodass etwas, das zuvor leicht gestört hat, nun kaum zu ertragen ist.

In den ersten Tagen bekam ich davon nur die ersten Andeutungen mit und gleichzeitig fand ich mich in einem Umfeld und in Abläufen wieder, die ich noch nicht kannte und die ich nicht kontrollieren konnte. Der Umzug in das

Reich der Kranken geht auch damit einher, dass man dieses neue Land, dessen Einwohner man nun ist, kennenlernt, dass man seine Wege findet und lernt, sich auf ihnen zu bewegen. Wenn man zum ersten Mal mehrere Tage in den Abläufen einer Krankenhausstation zurechtkommen muss, bewegt man sich in den vorgegebenen Bahnen. Ich aß, was auf dem Speiseplan, ich nahm die Medikamente, wenn man sie mir brachte, und nahm die Zahlen und Werte meines Körpers hin, die man mir eher aus Gewohnheitsgründen mitteilte, als um mich über meinen Zustand zu informieren. Ich überließ mich der Obhut eines Systems, von dem ich gelernt hatte, dass es dafür sorgen würde, dass es mir gut ging. Dieses System ist aber dafür verantwortlich, dass allen Patient:innen eine ausreichende Aufmerksamkeit zuteil wird, dass nichts übersehen wird, dass die Abläufe, die diese Grundlagen garantieren, ineinander greifen, wie Zahnräder einer riesigen medizinischen und pflegenden Maschinerie, und dass all das bis zu einem gewissen Grad auch wirtschaftlich machbar ist. Die Folgen davon sind nicht nur schlechte Arbeitsbedingungen vor allem für Pfleger:innen und Assistenzärzt:innen, sondern auch ein bestimmter Blick auf die Menschen, die durch dieses System versorgt werden.

Der kranke Mensch im Krankenhaus ist zunächst lediglich das Objekt einer medizinischen Behandlung und als solches Teil eines Ablaufs. Dadurch gibt es relativ wenig Spielraum für einen individuellen, auf die eigene Situation angepassten Umgang, der über die konkret messbaren medizinischen Bedürfnisse hinausgeht. Michel Foucault schreibt in *Die Geburt der Klinik* vom pathologischen

Faktum im Krankenhaus «als einzelnes Ereignis und in einem seriellen Zusammenhang.»[58] Das Entstehen der Klinik ermöglichte die Vergleichbarkeit von Krankheiten, weil Kranke nun nicht mehr in einem familiären Umfeld mit je eigenen Parametern behandelt wurden, sondern im Spital, in dem die Gegebenheiten immer gleich und somit vergleichbar waren: «Sobald für die medizinische Erkenntnis Häufigkeitsverteilungen relevant werden, braucht man nicht mehr ein natürliches Milieu, sondern einen neutralen, in allen seinen Teilen homogenen Bereich, der ausnahmslos für jedes pathologische Vorkommnis offen ist und somit den Vergleich ermöglicht.»[59] Foucault stellt fest, dass sich in der Klinik «Wahrheit in der Wiederholung ankündigt.»[60] Das bedeutet, dass Erkenntnis durch Wiedererkennen entsteht. Um das möglich zu machen, müssen aber alle Menschen, die in einem Krankenhaus liegen und behandelt werden unter den gleichen Bedingungen beobachtet und behandelt werden. Dadurch ist dem System Klinik der individuelle Blick auf den Patienten grundsätzlich nicht eingeschrieben.

Das ist bis zu einem gewissen Grad nachvollziehbar und dem System geschuldet, aber teilweise kann es Menschen, die schon in einer traumatischen Lebensphase sind, emotional noch weiter destabilisieren. Für mich war es daher von elementarer Bedeutung, dass ich selbst lernte zu verstehen, wie es mir ging, in was für einem Zustand mein Körper war und was das bedeutete. Es war zum Beispiel wichtig, dass ich wusste, wie sich meine Blutwerte entwickelten und womit das zusammenhing. Nur so konnte ich eine gewisse Kontrolle darüber behalten, was mit mir geschah. Genauso war wichtig, dass ich darauf achtete, was für Entscheidungen über mich gefällt wurden. Das reichte bis in die kleinsten Details, wie die Möglichkeit an einem bestimmten Tag nach Hause gehen zu dürfen. Die Regel war, dass es sonntags keine Entlassungen gab. Nur ein:e Ärzt:in ist im Dienst und kann nicht dafür Sorge tragen, dass jede:r Patient:in dahingehend untersucht wird, ob er:sie entlassen werden kann. Für mich bedeutete das zu Beginn meiner Chemotherapie, dass ich nicht bereits am Sonntag entlassen wurde, was medizinisch vertretbar gewesen wäre, sondern erst am Montag. Das mag unbedeutend wirken. Es wurde jedoch zu einem Unterschied, der meinen psychischen Zustand einschneidend beeinflusste, wenn ich bereits am Mittwoch wieder für die nächste Gabe ins Krankenhaus musste. Dann bedeutete am Montag entlassen zu werden, dass mir lediglich ein vollständiger Tag in meiner eigenen Wohnung blieb. Mit fortschreitender Chemotherapie konnte ich die Ärzt:innen deswegen überzeugen, dass ich bei entsprechenden Blutwerten auch bereits am Sonntag nach Hause durfte.

«Fürsorge beginnt, wenn Unterschiede wahrgenommen werden,»[61] schreibt Arthur Frank mit Blick darauf, wie er als Krebspatient von anderen Menschen behandelt wurde. Doch sowohl Familie und Freund:innen als auch Ärzt:innen und Pfleger:innen sind aus verschiedenen Gründen nicht immer in der Lage, diese Unterschiede zu erkennen. Dass nicht alle Menschen, die ich um mich haben wollte, so auf meinen Zustand und diese Phase meines Lebens reagierten, wie ich es gebraucht hätte, ist im ersten Moment nur schwer zu ertragen. Aber es ist auch Zeichen einer

Überforderung und selbst wiederum darin begründet, dass auch diese Menschen erst einmal mit meiner Krankheit zurechtkommen mussten. Das medizinische System hingegen nimmt Unterschiede aufgrund der erläuterten Konstitution selten wahr. Doch es gibt auch andere Gründe dafür. Ein:e Pfleger:in, der:die mehrere Patient:innen gleichzeitig versorgen muss, weil zu wenig Personal zur Verfügung steht, kann nicht jeder Person die Aufmerksamkeit widmen, die nötig wäre, um die Unterschiede wahrzunehmen, so dass aus Behandlung Fürsorge werden kann. Assistenzärzt:innen, die in Schichten arbeiten, die über das akzeptable Maß an Anstrengung weit hinausgehen, können ebensowenig immer auf die einzelnen Bedürfnisse von Menschen eingehen. Gleichzeitig kann genau das den Unterschied darin machen, ob ein:e Patient:in die mentale Kraft hat, eine zehrende Chemotherapie durchzustehen. Ich wollte als jemand wahrgenommen werden, der eigene Bedürfnisse hat und sofern es aus medizinischer Sicht machbar war, versuchte ich, durchzusetzen, dass diese Bedürfnisse wahrgenommen und nach ihnen gehandelt wurde. Doch dazu musste ich eine Balance finden, die das Notwendige der medizinischen Behandlung mit dem Notwendigen meiner emotionalen Bedürfnisse verband. Eine Gratwanderung, die das Leben vieler Krebspatient:innen prägt:

«Ein:e Patient:in muss Anweisungen folgen und Disziplin üben, um das sorgfältige Prozedere nicht durcheinanderzuwirbeln, doch Ärzt:innen können müde sein oder ungenau, rechthaberisch und voreingenommen. Schwestern sind fast immer Genies, aber Ärzt:innen einfach so zu vertrauen, kommt mir gewagt vor, wenn manche offensichtlich nicht wissen, was sie tun. Sie werden anhänglich und meinen, sie wüssten Bescheid, oder sie fühlen sich von einer Frage angegriffen und reagieren empfindlich.»[62]

Die Erfahrungen, die Anne Boyer hier beschreibt, machte ich bereits in den ersten Tagen in der Klinik und durch die gesamte Zeit der Behandlung immer wieder. Ärzt:innen, die mir vor der Gabe der Medikamente versicherten, ich würde jetzt vermutlich leiden, obwohl sie nicht wissen konnten, wie genau die Mittel auf mich wirken würden. Ärzt:innen, die auf meine Blutwerte schauten, mir dann erklärten, es würde wohl noch Tage dauern bis ich aufstehen könnte und meinen Beteuerungen, dass ich eine halbe Stunde zuvor selbstständig ins Bad gegangen war, nicht glaubten.

Andere wiederum taten das, was Frank mit «Unterschiede wahrnehmen» meint, sie sahen mich als Individuum und behandelten mich dementsprechend. Als ich einmal nach nur drei Tagen wieder stationär aufgenommen wurde, begrüßte mich eine Assistenzärztin mit den Worten «Na, was machen Sie denn schon wieder hier, Herr Sahner, ist Ihnen langweilig zu Hause?» und trug direkt in meine Patientenakte ein «Möchte sonntags nach Hause.» Was sie verstanden hatte, war nicht nur, in welchem Stil sie mit mir kommunizieren konnte, sondern auch, wie sie mir zeigen konnte, dass ich in ihren Augen nicht nur ein Objekt in einem medizinischen System war, sondern eine Person mit bestimmten individuellen Bedürfnissen. Ein Pfleger verabschiedete mich nach

Monaten und unzähligen Aufenthalten im Krankenhaus einmal mit den Worten «Sie machen das gut, Herr Sahner.» Noch heute muss ich kurz schlucken, wenn ich an diesen Moment denke, weil es ein seltenes und dennoch so wichtiges Gefühl war, gesehen zu werden. Wie sehr ich darum würde kämpfen müssen, ahnte ich in diesen ersten Tagen noch nicht.

–

Als im März 2020 das damals neuartige sogenannte Coronavirus auf einmal große Teile Europas in eine Schockstarre versetzte und die Menschen, denen es möglich war, zu Hause blieben, fühlte ich mich in den Wochen, die ich brauchte, um mich an diese Situation zu gewöhnen, auf seltsame Weise an die erste Zeit meiner Chemotherapie erinnert. Zu Hause bleiben, sich vor Infektionen schützen, viel Zeit haben und diese auch oft allein verbringen und sich an eine neue Normalität gewöhnen – das waren Dinge, die ich kannte. Wenn ich zwischen den Krankenhausaufenthalten regelmäßig ungefähr zwei Wochen oder zwei Tage zu Hause sein konnte und es mein Zustand zuließ, hatte ich so viel Zeit zur freien Verfügung, wie kaum jemals zuvor in meinem Erwachsenenleben. Gleichzeitig waren die Möglichkeiten diese Zeit zu füllen stark eingeschränkt. Die meiste Zeit verbrachte ich zu Hause.

Als ich jedoch nach dem ersten Aufenthalt im Krankenhaus an einem Montagmorgen entlassen wurde, war mein Plan noch, soweit es mein Befinden zuließ, einem normalen Alltag nachzugehen. Wieder stellte sich die

Hoffnung ein, dass es sich bei der Chemotherapie und der Krankheit, die durch sie bekämpft wurde, eigentlich nur um eine Ablenkung handelte, die ich so gut es ging zur Seite schieben konnte. Der Therapieplan sah mehrere Zyklen von jeweils ungefähr fünf Wochen vor, in denen ich einmal zwei Wochen und zweimal drei Tage Pause zwischen den Aufenthalten im Krankenhaus hatte und jedes Mal etwa vier Nächte dort verbringen musste. Nach zwei Zyklen würde der Tumor entfernt werden und dann würden noch vier folgen. Geplantes Ende der Therapie Ende April 2018. Soweit der Idealfall. Doch selbst bei einer überdurchschnittlich komplikationslosen Therapie ist dieser Zeitplan nicht einzuhalten. Zu diesem Zeitpunkt jedoch hatte ich dieses Ziel im Frühjahr des folgenden Jahres fest vor Augen. Es scheint ein grundsätzliches Bedürfnis von krebskranken Menschen zu sein, die Krankheit so gut es geht, zu ignorieren. Was nicht verwunderlich ist, ist dennoch in vielen Fällen kaum umsetzbar.

Das Tückische ist aber, dass eine Chemotherapie genug Zeit lässt, diese Hoffnung auf temporäres Vergessen der Situation zu entwickeln, bevor sie sie einem wieder entreißt. Eine Chemotherapie schlägt nicht direkt zu, man verliert nicht mit Beginn der Therapie von einer Sekunde auf die andere alle Haare am Körper, der Appetit geht nicht sofort verloren, Übelkeit schleicht sich zwar von Beginn an in das Körpergefühl ein, aber sie war für mich kein konstanter Zustand. Die Nebenwirkungen bauten sich langsam auf, wurden manchmal wieder schwächer, und dauerten mit dem Fortschreiten der Behandlung länger, wurden hartnäckiger und verschwanden irgendwann nicht mehr vollständig. Gleichzeitig versuchten mein Körper und meine Psyche in gemeinsamer Anstrengung während der Krankenhausaufenthalte eine Fassade der Stärke aufrechtzuerhalten, vor mir selbst und vor anderen. Als ich am Montagvormittag nach der ersten Gabe meine Wohnung betrat, fiel daher eine Anspannung von mir ab, die ich unbemerkt über die letzte Woche in mir getragen hatte. Ich brach mehr oder weniger auf meinem Bett zusammen. Ich erinnere mich an diesen Tag nach der ersten Therapierunde sehr genau, weil ich nie zuvor in meinem Leben eine vergleichbare körperliche Schwere gefühlt habe. Ich lag auf meinem Bett und schaute Filme, stundenlang, oder dämmerte manchmal kurz weg, während sich auf dem Bildschirm vor mir etwas bewegte. Die meiste Zeit jedoch war ich im Kopf wach, ich war nicht müde, in dem Sinne, das Gefühl zu haben, schlafen zu müssen, ich fühlte mich einfach nicht in der Lage, mich zu bewegen. Der eigene Körper war eine Last, die sich selbst tragen müsste und dafür aber zu schwach ist.

Die einzige spezifische Auswirkung der Therapie, die ich neben der bleiernen Schwere an diesen ersten Tagen nach dem Krankenhausaufenthalt spürte, waren Hörstörungen. Eine der Nebenwirkungen von Cisplatin, die man am wenigsten erwarten würde, sind Beeinträchtigungen des Gehörs. Bei mir setzte diese Auswirkung meistens erst in den Tagen danach ein. Alles hörte sich an, als hätte jemand die Regler für Höhen, Mitten und Tiefen verstellt, bestimmte Frequenzen waren auf einmal hervorgehoben, andere verschwanden beinahe vollständig, das Geräusch von Metall auf Metall oder das eines Messer, das auf den

Fliesenboden der Küche fällt, waren in diesen Tagen unerträglich. Gleichzeitig wurden mehrere Geräuschquellen aus verschiedenen Richtungen zu einem undefinierbaren Lärm. Ich bemerkte das, als ich einige Tage später wieder ins Krankenhaus musste, um mir in einer ambulanten Operation einen dauerhaften Zugang – einen Port – in die Brust legen zu lassen. An diesem Tag verließ ich zum ersten Mal seit zwei Tagen meine Wohnung. Hatte ich bis dahin klar definierbare Geräuschquellen gehabt – das Radio, den Ton eines Films, Gespräche am Telefon oder das Rauschen des Wassers beim Duschen – strömten nun wieder viele Geräusche gleichzeitig auf mich ein: fahrende Autos, redende Menschen, das Rattern von Straßenbahnen und Durchsagen an der Haltestelle. Normalerweise sind wir in der Lage diese Geräusche zu differenzieren und zuzuordnen. In meiner Wahrnehmung jedoch waren die Feinheiten all dieser einzelnen Lärmquellen verwischt. Was ich hörte, war lediglich ein wabernder Lärm, ein dröhnendes Rauschen. Auch wenn diese Beeinträchtigungen des Gehörs einige Tage später immer wieder abnahmen, verschwanden sie nie ganz, bis heute nicht vollständig. Im Sommer des darauffolgenden Jahres – meine Therapie war beendet und ich wieder im Besitz meiner körperlichen Kräfte – saß ich mit meinem Bruder im Urlaub in einem Kiefernwald am Mittelmeer. Als er mich auf den Lärm der Zikaden hinwies, schaute ich ihn irritiert an – ich hörte sie nicht. Die Frequenz ihres Zirpens war in meinem Gehör nicht mehr vorhanden.

Die teilweise zeitlich begrenzten, teilweise dauerhaften Störungen des Gehörs waren für mich nur in einer Hinsicht Auswirkungen auf den Körper, sie wirkten genauso auf die Psyche. Wer die Kombination unterschiedlicher Geräusche grundsätzlich als Lärm wahrnimmt, bewegt sich ungern im öffentlichen Raum, betritt nur widerwillig Orte, an denen sich viele Menschen unterhalten oder Kinder spielen und laut sind. Selbst wenn es mir körperlich einigermaßen gut ging, mied ich Cafés und Restaurants – der ständige Geräuschpegel war unerträglich. Nebenwirkungen einer Chemotherapie hinterlassen nicht allein Schäden am Körper, sie hinterlassen ebenso emotionale Narben, die eine Normalität, wie sie vor der Zeit der Therapie Bestand hatte, unmöglich machen. Hier gilt das gleiche, was für die gesamte Erfahrung der Krankheit gilt: Jeder Mensch erlebt auch die psychischen Auswirkungen anders. Aber sie gehen Hand in Hand mit den körperlichen. Wenn sich das Gefühl für den eigenen Körper verändert, muss sich die Psyche daran anpassen, sie muss sich damit auseinandersetzen. Vor allem geht es um Sorge und Angst, sich nicht mehr auf den Körper verlassen zu können, der bis zu diesem Zeitpunkt meistens einfach funktionierte. Viele körperliche Folgen der Chemotherapie klingen mit der Zeit ab, aber nicht alle und nicht alle vollständig. Diese Ungewissheit lastet auf der Psyche, man spürt in sich hinein, versucht zu erfassen, wie sich der Körper fühlt und man sorgt sich, fragt sich, wie werde ich sein, wenn all das vorbei ist, wer werde ich sein, werde ich *Ich* sein.

Diese Zweifel und Ängste sieht man dem Kranken nicht direkt an, der Körper aber wird durch die Chemotherapie und die Krankheit deutlich gezeichnet. Er wird ausgezehrt, die Haut wird fahl oder gelblich, das Gesicht aufgequollen von dem Kortison und der Flüssigkeit, die mit den Giftstoffen der Therapie in den Körper geleitet werden, Fingernägel können brüchig und Nervenenden in den Füßen taub werden, schmerzhafte Wunden im Mundraum entstehen. Ein Körper unter Einfluss einer Chemotherapie ist sichtbar geschädigt.

Da man einem Körper unter Chemotherapie diese Schädigungen oft ansieht, ist es besonders auffällig, wie Menschen, die an Krebs erkrankt sind, in Filmen dargestellt werden und welches Bild des Krankheits- und Therapieverlaufs dadurch vermittelt wird: Walter White ist trotz allem meistens in der Lage, Crystal Meth zu kochen, ein mächtiges Drogenimperium aufzubauen und es zu organisieren, insbesondere sein kahler Schädel und der schmale Hut werden zum Markenzeichen des rücksichtslosen Drogenproduzenten. Man könnte sogar sagen, dass erst die Auswirkungen der Therapie aus dem bieder wirkenden Chemielehrer einen äußerlich wie auch emotional *coolen* Drogenboss machen. Die beiden Protagonisten aus *Knockin' on Heaven's Door* können einen Roadtrip durch das halbe Land machen, der nur gelegentlich von Martins Hirntumor gestört wird. Dass sein Begleiter Rudi an Knochenkrebs leidet, wird quasi in keiner Szene des Films erkennbar. Die Krebserkrankung im Endstadium, an der die Figur Annabel in dem Film *Restless* leidet, bleibt ihrer Bekanntschaft Enoch sogar solange verborgen, bis sie ihm davon erzählt. Die Krankheit ist in diesen wie auch in vielen anderen Darstellungen zwar das zentrale dramatische Element der Handlung und wird letztlich auch als lebensverändernd und oft tödlich gezeigt, sie nimmt aber nur in einem Maße Einfluss auf das körperliche Erleben der kranken Person, das es noch ermöglicht, eine interessante und alltagstaugliche Geschichte zu erzählen. Mein Leben spielte sich in den Monaten der Therapie zu großen Teilen in meiner Wohnung oder im Krankenhaus und dort jeweils im Bett ab. Auch wenn ich emotional schwierige und sogar – sogenannte – filmreife Momente erlebte, wäre mein Alltag der Krankheit kein sehenswerter Film geworden. Chemotherapie ist – das stellt auch Anne Boyer fest – oft sehr langweilig. Ein signifikanter Anteil dieser Monate der Behandlung war vor allem geprägt von Warten und dem Versuch zwischen Krankenhaus und Nebenwirkungen emotional stabil zu bleiben.

Die prägnanteste, weil sichtbarste Nebenwirkung ist der Haarverlust. Haarverlust tut nicht weh, das Ausfallen der Haare verursacht keine Schmerzen und dennoch ist es eine der Konsequenzen der Chemotherapie, die ich am meisten fürchtete und die auch in den Erzählungen über Krebs – in den autobiografischen ebenso wie in den fiktionalen – eine entscheidende Funktion einnimmt. Der Verlust der Haare markiert die endgültige Grenze zur Krankheit, er macht die Krankheit sichtbar und den krebskranken Menschen als solchen erkennbar. Die Krankheit ist durch den Haarausfall nicht mehr allein ein innerer Vorgang des Körpers, der im Geheimen geschehen kann, sondern sie wird dadurch zum sozialen Faktor. Sie stellt den Kranken bloß und setzt ihn Blicken anderer Menschen aus. Ich erinnere mich deswegen genau an den Moment als meine Haare begannen auszufallen, weil damit ein weiterer Schritt in die Krankheit als Lebensraum vollzogen wurde. Es war einige

Tage nach meiner Entlassung aus dem Krankenhaus nach der ersten Gabe, ich stand vor einem Gebäude der Universität, als ich ein Kribbeln auf der Kopfhaut spürte und mir instinktiv an den Kopf fasste. Als ich meine Hand wieder herunternahm, sah ich ungewöhnlich viele Haare auf meiner Handfläche. Seltsam ist, dass die Haare nicht einfach ausfallen, sie lockern sich, sodass sie durch ein leichtes Ziehen gelöst werden können. Wie wenn man nicht aufhören kann am Schorf einer Wunde zu kratzen, so fuhr ich mir an diesem Tag immer wieder durch die Haare und bei jedem Mal sah ich deutlicher, wie sie sich lösten und in meiner Hand hängenblieben. Man meint zu spüren, wie sie sich lösen, das Kribbeln, ein leichtes Jucken der Kopfhaut, wenn Haar um Haar seinen Halt verliert und damit die Krankheit nach außen sichtbar macht.

Nachdem Adam in *50/50 – Freunde fürs (Über)Leben* seine Chemotherapie begonnen und sich wie in einem Initiationsritual im Beisein seines besten Freundes Kyle den Schädel rasiert hat, sieht man ihn zwar müde und abgeschlagen auf dem Sofa liegen, er geht jedoch auch mit Kyle in eine Bar und hat einen One-Night-Stand mit einer jungen Frau, die er dort trifft. Auch wenn er sich den Abend über und beim Sex unwohl fühlt, sieht Adam in den meisten Szenen aus wie ein junger Mann mit Glatze, nicht wie ein Krebspatient. Entscheidende Details, die sein Aussehen realistischer machen würden, werden ausgelassen. Was den Anblick eines krebskranken Menschen ohne Haare so außergewöhnlich und irritierend für unsere Wahrnehmung macht, ist nicht das fehlende Haupthaar, sondern es sind die fehlenden Augenbrauen und Wimpern. Die Glatze selbst ist kein seltener Anblick. Auch wenn der kahle Schädel für viele Frauen ein größerer Einschnitt in das Selbstbild ist als für die meisten Männer, ist inzwischen auch eine Frau mit sehr kurzen Haaren oder einer Glatze wenn auch ungewöhnlich, so doch zumindest kein Skandal mehr. Das menschliche Gesicht verändert sich jedoch in der Außenwahrnehmung deutlich, wenn es keine Augenbrauen und keine Wimpern hat. Es wirkt konturlos, gleichzeitig assoziieren wir ein solches Erscheinungsbild mit Krankheit und als gefährlich markierten Körpern. Nicht menschliche Wesen in Filmen sind oft durch haarlose Körper dargestellt, deren prägnanteste Auffälligkeit das vollkommen kahle Gesicht ist, in dem die Augen eingefallen und rahmenlos im Kopf liegen. Es ist bestimmt kein Zufall, dass die *Precogs*, die übersinnlich begabten Wesen, die in dem Film *Minority Report* Verbrechen vorhersagen, aussehen wie Jugendliche während einer Chemotherapie, oder dass das absolut Böse in der Person von Lord Voldemort in den Verfilmungen von Harry Potter dargestellt wird durch eine blasse, haarlose Gestalt mit eingefallenen Augen. Auch das prototypische Alien in der popkulturellen Darstellung ist ein blasses Wesen ohne Haare und mit groß hervortretenden Augen. Haarlose Körper fallen auf und in den seltensten Fällen positiv.

Zwar verlieren tatsächlich nicht alle Patient:innen während der Chemotherapie die komplette Körperbehaarung, aber häufig nutzen Filme und Serien diese Möglichkeit eines eingeschränkten Haarverlusts aus, um ihre Charaktere *alltagstauglicher* aussehen zu lassen. Adam aus 50/50 verliert seine Augenbrauen nie und Walter White trägt sogar die meiste Zeit trotz Glatze einen Bart. Beide leiden sichtbar unter Krankheit und Therapie, doch keiner von beiden sieht je so aus, wie ich mich selbst im Spiegel sah, nachdem ich mich fünf Minuten würgend über die Toilette gebeugt hatte und dann in ein verquollenes, rotes Gesicht ohne ein einziges Haar blickte. Jemand, der so aussieht, geht eher nicht in eine Bar und spricht andere Menschen an oder trägt lässig einen Hut, um die Glatze zu verdecken. Als meine Haare begannen auszufallen, ließ ich mir noch am selben Abend von meiner Freundin den Kopf rasieren. Auch wenn das Rasieren lassen durch einen vertrauten Menschen auch aus Gründen der Praktikabilität naheliegend ist, ist diese Situation wie viele andere ein Ritual der Darstellung der Krebskrankheit. Zahlreiche Filme und Serien, die von der Krankheit handeln, zeigen diesen rituellen Moment, in dem der kranke Mensch im Badezimmer auch äußerlich zum Krebskranken wird. Er steht aber ebenso exemplarisch dafür, dass der kranke Mensch nicht allein ist. Das Rasieren des Kopfes durch einen vertrauten Menschen als intimes Ritual im Übergang in eine traumatische Lebensphase ist somit auch ein erzähltechnisches Zeichen dafür, dass der Kranke den Weg nicht allein gehen muss. Deswegen hilft in 50/50 Adams bester Freund Kyle bei der Rasur und nicht Adams Freundin, die ihn wenig später verlässt und betrügt.

Für mich führte diese bedeutungsvolle Aufladung dieser Situation dazu, dass der Abend, als ich im Badezimmer meiner Freundin saß und sie mir mit einem Langhaar-schneider den Kopf rasierte, wie so vieles anderes wie eine Filmszene erschien, deren Protagonist ich in diesem Moment war. Für mich war dieser Moment – vielleicht unbewusst – auch aus dem Grund von Bedeutung, weil ich die Nähe meiner Freundin in dieser Situation spüren wollte. Dass ein solcher ritualisierter Moment in der Realität anders als in der Fiktion kein Zeichen für einen gemeinsamen Weg durch die Krankheit ist, war mir zu dieser Zeit noch nicht bewusst.

Es gibt aus den folgenden Tagen viele Selfies von mir, die ich vor dem Spiegel oder mit von mir gestrecktem Arm gemacht habe. Ein innerer Drang ständig zu überprüfen, wie ich aussah, überkam mich in dieser Zeit, aber auch der Wunsch, mich selbst zu vergewissern, dass ich noch *normal* aussah – nicht krank. Viele Menschen, die ich traf, versicherten mir, ich sähe gut aus, das würde mir stehen. Und sie mussten nicht einmal lügen, um mich zu schützen. Ich sah gut aus und nahm mich als gutaussehend wahr, wenn ich mit Lederjacke, fast kahlem Schädel und Sonnenbrille durch die Stadt lief, ich hatte mir sogar einen schwarzen, breitkrempigen Hut gekauft. Wann wenn nicht jetzt, konnte ich einen Hut, den ich sonst nie getragen hätte, weil er mir zu extravagant erschienen wäre, mit gutem Gewissen tragen? Dass ich in diesen ersten zwei Wochen noch verhältnismäßig selbstsicher und zufrieden mit meiner durch die Therapie veränderten Erscheinung war, hatte aber einen simplen und trügerischen Grund: Ich hatte noch Bart und Augenbrauen. Beides sollte erst in den kommenden Wochen mit der gesamten restlichen

Körperbehaarung ausfallen, wodurch sich nicht nur mein Aussehen verändern würde, sondern im Zusammenspiel mit anderen Symptomen der Therapie auch mein Körpergefühl und mein Selbstbild.

–

Der Film *The Fault in Our Stars* wird häufig für seinen realistischen Umgang mit der Krankheit gelobt. Doch gerade diese Darstellung krebskranker Jugendlicher ist ein gutes Beispiel dafür, wie der körperlich spürbare und der äußerlich sichtbare Einfluss der Krebserkrankung und ihrer Behandlung beschönigt wird, nicht aber weil der Film unrealistisch ist. Er zeigt durchaus mögliche Krankheitsverläufe, aber eben ganz bestimmte und diese auch nur in bestimmten Phasen der Erkrankung, die es ermöglichen eine leidenschaftliche und publikumswirksame Liebesgeschichte zwischen zwei normschönen Jugendlichen zu erzählen. Sowohl Augustus als auch Hazel Grace, die krebskranken Liebenden, sehen in großen Teilen des Films aus wie gesunde, lebensfrohe Teenager, lediglich das Atemgerät, das Hazel mit sich trägt, weist auf ihre schwere Krankheit hin. Selbst die Beinprothese von Augustus sieht man in kaum einer Szene. Nur gegen Ende des Films ist Augustus von den Folgen der Chemotherapie sichtlich gezeichnet. Wie anders würde der Film wirken, wenn Hazel Grace die gesamte Handlung über in Chemotherapie wäre, anstatt in einer Phase ihrer Krankheit zu sein, die eine akute Behandlung unnötig macht? Wie würde das erste Date der beiden erscheinen, wenn Augustus mit eingefallenen Augen und haarlosem Gesicht der jungen Frau gegenübersitzen würde, in die er sich verliebt hat? Stattdessen wirken viele der romantischen oder latent erotischen Szenen zwischen den beiden Figuren beinahe wie aus jedem beliebigen anderen US-amerikanischen Teeniefilm.

In vielen fiktionalen Darstellungen dürfen die Auswirkungen der Krankheit und der Chemotherapie nur so gravierend sein, dass eine Fortführung der Handlung und ein Agieren der Charaktere noch in entsprechendem Maße möglich ist. In der Szene, in der Hazel und Augustus zum ersten Mal miteinander Sex haben, kann sie sogar für kurze Zeit ihren Sauerstoffschlauch entfernen. In diesem Moment weist nichts mehr darauf hin, dass beide schwer krank sind. Die Krankheit wird ausgeblendet. Was im Kontext eines romantisch-tragischen Films eine symbolische Funktion hat, nämlich anzudeuten, dass es selbst für kranke Menschen Momente geben kann, in denen die Krankheit in den Hintergrund tritt und an Bedeutung verliert, ist in der Realität oft nur ein sehnlicher Wunsch. Für mich waren die Krankheit und die Folgen der Therapie nicht auszublenden, sie begleiteten mich immer und noch lange Zeit danach.

Die Szene, in der Hazel und Augustus auf romantischste Weise in einem Amsterdamer Hotel zum ersten Mal Sex haben, die Szene in *50/50*, in der Adam einen One-Night-Stand hat und wegen Schmerzen und Irritation abbricht, das verzweifelte letzte Mal sexueller Nähe zwischen Frank, der an einem Hirntumor leidet, und seiner Frau in dem Film *Halt auf freier Strecke* – das Zusammentreffen oder eben die Konfrontation von Sexualität und Krebs spielen insbesondere in filmischen Darstellungen der Krankheit eine große Rolle. Das ist kaum verwunderlich, schließlich scheint Sexualität alles das zu verkörpern, was Krebs und Chemotherapie zerstören: Vitalität, körperliche Ekstase, Attraktivität und schließlich eine schlichte Lebendigkeit. In dem Scheitern oder dem letzten Aufbäumen des Sexuellen steckt daher eine beinahe überbordend symbolische Wirkmächtigkeit für die Auseinandersetzung mit der auszehrenden Qual einer Chemotherapie. Gleichzeitig scheint es aber, als sei dieser Bereich der Krankheit (insbesondere für Männer) so etwas wie die letzte Bastion der Scham, die selbst diejenigen befällt, die in aller Offenheit über ihren Leidensweg mit Krebs berichten. In Paul Kalanithis Krankheitserlebnissen kommt der Begriff *sex* insgesamt nur drei Mal vor und nie in Bezug auf ihn selbst. Auch Wolfgang Herrndorf, der mit erschütternder Schrankenlosigkeit von seinem Leiden berichtet, kommt auf das Thema kaum zu sprechen. Sogar Susan Gubar und Anne Boyer, deren Beschreibungen des eigenen Leidens von erschütternder Offenheit sind, erwähnen sexuelle Nähe bis auf wenige Sätze ebenso kaum. Es mag sein, dass in ihren Erfahrungen mit der Krankheit Sexualität tatsächlich eine untergeordnete Rolle spielte, es ist jedoch eine auffällige Leerstelle, gerade wenn selbst die tiefgreifendsten physischen Erlebnisse en détail geschildert werden.

Bei Frauen, die an Brust-, Gebärmutterhals- oder Eierstockkrebs erkranken, wie Boyer und Gubar, sind häufig das veränderte Körperbild und das Gefühl die eigene Weiblichkeit verloren zu haben zentrale Themen. Dabei spielt vor allem der gesellschaftlich sexualisierte Blick auf den weiblich gelesenen Körper eine Rolle. Christiane Lenker hat nach einer einseitigen Mastektomie Sorge «sexuell nun nie mehr attraktiv zu sein», ja gar ihre letzten Tage «als Neutrum»[63] verbringen zu müssen. Nachdem ihr zur Sicherheit auch Gebärmutter und Eierstöcke entnommen worden sind, äußert eine Bekannte: «Ach Gott, Sie kriegen ja langsam alles weggeschnitten, was Ihrem Mann Freude macht.»[64] Eine Herausforderung, mit der ich nicht direkt konfrontiert wurde oder von der ich mich zumindest nicht betroffen fühlte, war die Angst, was Krebs und Chemotherapie mit meinem gegenderten Körper machen würde. Was Lenkers Bekannte so unbedacht äußert ist ganz abgesehen von einer sexistischen Perspektive, die den weiblich gelesenen Körper nun als grundsätzlich unattraktiv und nicht mehr begehrenswert ansieht, eine Realität, mit der man sich auseinandersetzen muss. Das Entfernen der Brust als Körperteil, der in großen Teilen der Gesellschaft mit Weiblichkeit assoziiert ist, wird von vielen Menschen nicht nur als ein Eingriff in ihren Körper wahrgenommen, sondern auch als ein Eingriff in ihre geschlechtliche Identität. Die Angst von Lenker als *Neutrum* weiterleben zu müssen oder die implizierte Sorge der Bekannten, dass ihr Ehemann sie dauerhaft nicht mehr als begehrenswert ansehen könnte, beziehen sich darauf, dass dem Körper vermeintlich das genommen wird, was ihn sexuell attraktiv macht. Bei genauerem Hinsehen fällt auf, dass es so gut wie keine Geschichten über Männer mit Hodenkrebs oder autobiografische Texte von dieser Form der Krankheit gibt. Während es für Menschen mit weiblich gelesener Brust und einer Gebärmutter oft eine relevante Frage des Selbstbildes ist, die auch öffentlich diskutiert wird, weil sie in vielen Fällen sichtbar ist, ziehen sich cis-Männer, die an Hodenkrebs erkranken, anscheinend aus dem Diskurs zurück. Die Frau mit weiblich gelesener Brust muss sich ihrer Veränderung in der Öffentlichkeit stellen, weil die cis-normative und strukturell sexistische Gesellschaft die sichtbare Brust als zentrales Merkmal von Weiblichkeit markiert hat.

An dieser Stelle stößt auch das aufgeklärte Bewusstsein, das sich einen solchen Kommentar wie den von Lenkers Bekannter nie erlauben würde, das sich im Gegenteil von der Oberflächlichkeit einer sexualisierten Körperwahrnehmung lösen will, an eine Grenze, weil es mit tiefsitzenden gesellschaftlichen, normativen Vorstellungen von Geschlecht und Sexualität konfrontiert wird. Und auch wenn mein Körper nicht durch Amputationen von sexualisierten Körperteilen betroffen war, nahm ich mich selbst als nicht mehr attraktiv wahr. Attraktivität mag angesichts einer potenziell tödlichen Krankheit eine untergeordnete Rolle spielen, aber sich selbst attraktiv und sexuell begehrenswert zu finden ist eine Form des Selbstbewusstseins. Dabei ist es nicht in erster Linie relevant, ob diese Attraktivität einhergeht mit einem normierten Schönheitsideal, sondern damit, ob man sich selbst im Spiegel sieht und der Anblick mit dem Selbstbild konform geht. Zum anderen wäre es Selbstverleugnung zu behaupten, dass ich nicht Sorge hatte, nicht mehr für meine Freundin sexuell attraktiv zu sein, es möglicherweise nie wieder zu sein. Wer den eigenen Körper abstoßend findet, kann sich nur schwer vorstellen, dass ein anderer Mensch diesen Körper in seiner Nähe haben möchte, geschweige denn in irgendeiner Form intim mit ihm werden möchte.

Ich war 28 Jahre alt und befand mich in einer Beziehung, die zu diesem Zeitpunkt gerade seit etwa zehn Monaten bestand. Neben allen anderen Sorgen war natürlich auch die Frage danach, was Krankheit und Therapie mit meinem sexuellen Verhältnis zu meiner Partnerin machen würden, etwas, das mich beschäftigte. Es ist beinahe unvorhersehbar, was genau eine Chemotherapie im Körper anrichtet und dementsprechend war eine meiner Ängste, was die toxischen Stoffe mit meiner Sexualität und meiner Attraktivität anrichten würden. Ein Körper, der über Stunden, Tage und Wochen immer wieder Giften ausgesetzt wird, die literweise durch ihn hindurch geleitet werden, wird selbst toxisch. Die Stoffe sind nicht mehr einfach eine Medizin, die dem Körper zugeführt wird und die dann verschwindet, wie eine Schmerztablette, sie werden ein Bestandteil des Körpers und beginnen ihn teilweise zu übernehmen. Man beginnt aus Gift zu bestehen:

«Wir haben giftige Vaginas und giftige Spermien. Unser Urin ist so toxisch, dass Hinweisschilder im Bad die Patient:innen anweisen, zweimal zu spülen. Wir sehen nicht aus wie Menschen: Wir sehen aus wie Menschen mit Krebs. Wir sind einer Krankheit ähnlich, mehr als wir uns selbst ähnlich sind.»[65]

In Boyers Worten verbirgt sich ein Gefühl, das ich vom ersten Krankenhausaufenthalt an empfand: Ekel vor dem eigenen Körper. Es war eine grundlegend verstörende Körpererfahrungen, sich vor sich selbst zu ekeln und gleichzeitig diesen nach offenem Fleisch riechenden Händen, dieser gelblich fahlen Haut, dem Geruch, der den ganzen Körper umgibt und der aus ihm austritt, und dem metallischen Geschmack nicht entkommen zu können, zu wissen, dass man aus dem besteht, was einen abstößt, zerstört und retten soll. Man könnte meinen, dass dieses Verhältnis zum eigenen Körper sexuelle Erregung beinahe ausschließt, dass jegliche Empfindung, die im Idealfall vorrangig daraus besteht, den Körper eines anderen Menschen so nah und intensiv wie möglich mit dem eigenen zu verbinden, angesichts dieses Ekels vor sich selbst abstirbt. Was ich jedoch empfand war Angst, dieser Fähigkeit zu Sexualität und der Nähe zu mir selbst und einem anderen Menschen gänzlich beraubt zu werden, sodass ich versuchte, sie erst recht zu erhalten, denn Sexualität und Krebs sind tiefer verbunden als man meinen würde. Nicht zufällig kommt kaum eine fiktionale Darstellung der Krankheit ohne eine Szene aus, in der Sex entweder als der verzweifelte letzte und oft scheiternde Versuch dargestellt wird, eine körperliche Ekstase zu erfahren, dem Leben noch ein Mal im wahrsten Sinne einen Höhepunkt abzuringen, oder als ein Moment der Befriedigung und der Erleichterung in Zeiten schwerer Krankheit und Sorge. Letzteres habe ich nicht erlebt. Sexuelle und überhaupt körperliche Nähe wurde sehr bald zu etwas, das nur noch mit Überwindung und aus dem unangenehmen Gefühl einer partnerschaftlichen Pflichterfüllung heraus zustande kam und bald gänzlich verschwand.

5. Alltag des Leidens

War ich Anfang des Jahres 2017 ein junger Mann Ende 20 in einer gerade beginnenden Beziehung gewesen, der als wissenschaftlicher Mitarbeiter an seiner Dissertation arbeitete, war ich nun gegen Ende desselben Jahres «hauptberuflich zum Patienten geworden.»[66] Christiane Lenkers Formulierung an dieser Stelle trifft in ihrem metaphorischen Gehalt genauso wie Tig Notaro, die schreibt eine «Vollzeitstelle mit sehr vielen Überstunden»[67] zu haben, etwas, das mir erst nach und nach auffiel: Was in den ersten Wochen überwältigende und neue Erfahrungen waren, wurde mit der Zeit zum sich wiederholenden Trott, der mein Leben regelte wie ein Job, mit einem einzigen Unterschied: Krebs ist nicht 9-to-5, sondern 24/7.

Die Erfahrung, die beinahe alle Krebspatient:innen machen, ist das zunächst abrupte Ende des gewohnten Alltags und das schleichende Entstehen eines neuen Lebensgefühls, das komplett von der Krankheit und den Auswirkungen der Therapie bestimmt ist. Auch wenn ich anders als Lenker nicht jeden Morgen mit dem Gedanken «Du hast Krebs»[68] erwachte, gab es das zuvor geführte Leben nicht mehr. Oder anders gesagt, es gab die Bestandteile dieses Lebens noch, die Menschen waren noch da, die Aufgaben, die Freizeitbeschäftigungen, all das war noch vorhanden, aber es lag nun wie aus einer Kiste ausgeschüttet vor mir und musste neu geordnet werden. Das alte Leben war nach wenigen Wochen aufgegangen in einem Rhythmus von Krankenhausaufenthalten, Hausärztinbesuchen, Blutwerten, Nebenwirkungen, Ängsten und Überforderungen. Das Erleben dieses Zustandes geht seinem Erkennen weit voraus. Es dauert seine Zeit, bis man die Realität der Krankheit zulässt und nicht mehr krampfhaft versucht, Momente zu erleben, die man von dem akuten Zustand abtrennen kann. Das Ideal von Phasen der Entrückung, die unbeeinflusst von der Krankheit und ihrer Behandlung erlebt werden können, ist eine Erzählung, die nichts mit meiner erlebten Realität zu tun hatte. Das bedeutet nicht, dass ich für neun Monate keine schönen und erfüllenden Momente erfahren habe, das bedeutet auch nicht, dass es keine entspannten Stunden gab, aber es bedeutet, dass all das unter den Vorzeichen der Krankheit geschah. Und ebenso wie ein mathematisches Vorzeichen den dahinterstehenden Wert beeinflusst, wirkten sich Krankheit und Therapie auf jeden Teil meines Erlebens aus und veränderten es. Das liegt vor allem daran, dass wer die Anstrengungen einer Chemotherapie erlebt, wer oft tagelang nicht allein sein kann, weil er ein Zimmer mit einer anderen Person teilen muss, oder wer bestimmte Gerüche nicht erträgt, sich auch in Momenten von einem Alltagsleben abzuwenden beginnt, in denen es die körperliche Verfassung zulassen würde.

Es gab während der gesamten Chemotherapie Tage, an denen ich körperlich in der Lage gewesen wäre, ein Leben zu führen, das sich von außen gesehen kaum von vielen Tagen in den Jahren zuvor unterschieden hätte. Ich hätte morgens aufstehen können, hätte Kaffee trinken können, dann duschen und wäre dann ins Büro gegangen, wo ich den Vormittag über an meiner Dissertation gearbeitet hätte, bevor ich mittags in der Mensa essen gegangen wäre. Mein Zustand hätte es manchmal auch zugelassen, nachmittags weiterzuarbeiten und mich abends mit Freund:innen zu treffen – vielleicht nicht in einer Kneipe oder einer Bar, aber zu Hause zum Abendessen oder um einen Film zu schauen. Das wäre möglich gewesen. Dass ich solche Tage aber nach relativ kurzer Zeit nicht mehr erlebte, hatte viele Gründe, von denen die meisten damit zusammenhingen, dass ich ein Krebspatient war und die Menschen um mich herum nicht. In Chemotherapie zu sein ist wie Bereitschaftsdienst zu haben, mit dem Unterschied, dass selbst der härteste Schichtdienst in Bereitschaft nicht mehrere Monate am Stück andauert. Ein Mensch unter Chemotherapie ist immer auf Abruf und die einzige langfristige Planung, die dieser Zustand über mehrere Tage hinaus zulässt, ist die der Therapie: Wann muss ich ins Krankenhaus, wie oft muss ich bis dahin meine Blutwerte kontrollieren lassen, welche Medikamente werden mir wann gegeben und wann muss ich selbstständig welche Tabletten nehmen, wann muss ich damit rechnen, Schmerzen zu bekommen und wie reagiert mein Körper diesmal auf die Medikamente. Gleichzeitig sind Körper und Psyche permanentem Stress ausgesetzt. Während man die Höhepunkte dieses Stressempfindens deutlich wahrnimmt, weil sie sich in Form von Übelkeit, Müdigkeit und Schmerzen in den Vordergrund des Bewusstseins drängen, läuft im Hintergrund ein durchgehender Basslauf der Anspannung durch das Unterbewusstsein. Der Dichter Robert Gernhardt hat diesen Zustand in seinen *K-Gedichten*, die er während seiner eigenen Krebserkrankung schrieb, in zahlreichen fatalistischen Versen auf den Punkt gebracht.

> «Tagsüber erträgt er ihn. / In der Nacht zerschlägt er ihn. / Kurz und klein, in tausend Teile, / daß ihm auch nicht einer heile. / Kommt der Morgen, sieht er stumm / um den Nachtzerhau herum / und beginnt gleich nach dem Wecken / damit, ihn zurechtzustecken, / bis das Puzzle, und das reicht, / halbwegs dem Zerschlagnen gleicht.»[69]

Der träge Rhythmus sich wiederholender Tage, an denen man sich bemüht eine Fassade der Normalität entstehen zu lassen, der sich hinter diesen beinahe beschwingten Zeilen von Gernhardt verbirgt, beschreibt die Nähe der Krankheit, die einen in jeder Situation begleitet. Während man sich tagsüber zusammenreißt, trifft die Wucht der Situation in der Nacht umso härter, bevor man sich am nächsten Morgen wieder aufraffen muss. Aber wie bei einem Puzzle sieht man die Bruchstücke, die die Krankheit hinterlässt, auch wenn der erste Blick vielleicht ein harmonisches Ganzes zeigt. Aber das muss reichen, es muss genug sein, «halbwegs dem Zerschlagnen» zu gleichen.

Ein Mensch, der sich in diesem Zustand befindet, ist häufig nicht einmal in der Lage, sich sozial zu betätigen, die Anwesenheit anderer Menschen zu ertragen und so zu tun, als könnte man den Abend genießen. Ich habe das versucht, aber man wird zum Darsteller einer Normalität, die es für einen selbst nicht mehr gibt. Ich konnte abends in eine WG gehen, wo ein paar Freund:innen zusammenkamen, sitzen, reden, das Getränk in meinem Becher ist Ginger Beer ohne Alkohol, das Essen schmeckt seltsam, jedes Geräusch hallt in zitternden Frequenzen im Kopf, aber wer sieht das schon, ich bin da. Ich sehe aus als hätte ich Spaß, dabei ist das Einzige, was ich will, nach Hause gehen und mehrere Folgen einer Serie schauen bis ich einschlafe. Und der Grund dafür ist nicht, dass ich die Menschen um mich herum nicht sehen möchte, auch nicht, dass ich ihre Gesundheit nicht ertragen könnte oder dass sie mich unsicher distanziert behandeln, der Grund dafür ist, dass ich nur so tue, als wäre alles wie immer. Ich bin dort, ich bin draußen, aber ich werde heute nicht glücklich und betrunken ins Bett fallen, ich werde heute Nacht nicht mehr weiterziehen in eine verrauchte Kneipe und ich werde heute Nacht nicht mehr tanzen gehen, ich gehe nach Hause, spätestens um elf und werde morgen trotzdem aufwachen und mich fühlen, als hätte ich die ganze Nacht getrunken. Weil ich Krebs habe, ich kann Normalität nur spielen, für mich und andere, weil es ja weitergehen muss.

Nach Hause gehen oder zu Hause sein bekam für mich in diesen Monaten eine neue Bedeutung, die es bis heute nicht ganz verloren hat. Zu Hause zu sein, in meiner Wohnung, hieß, dass ich mein Umfeld selbst bestimmen konnte. Das reichte vom Geruch über die Helligkeit des Raumes, den Geräuschpegel, die Art der Geräusche bis hin zu zeitlichen Abläufen – alles Umstände, deren Kontrolle mir im Krankenhaus entzogen war. Das Betreten meiner Wohnung nach den zahlreichen Entlassungen aus dem Krankenhaus bedeutete jedes Mal nicht nur im wörtlichen Sinne nach Hause zu kommen, in die Räumlichkeiten, deren einziger Bewohner ich war, sondern an einen Ort zu kommen, den ich ganz für mich allein hatte und den ich bestimmen konnte. Für mich wurde meine Wohnung in den Monaten der Chemotherapie zu einem Refugium, einem Ort, den ich nach meiner Flucht aus der Welt, die für meine Wahrnehmung und meinen Körper zu laut, zu schnell, zu bunt und zu alltäglich geworden war, aufsuchen konnte. In meinem Kopf hat sich in diesen Monaten ein Gefühl festgesetzt, das ich heute noch hin und wieder empfinde, wenn mich Situationen überfordern oder die Anforderungen des Alltags zu viel werden. Das Gefühl besteht aus dem Bedürfnis, die Wohnung nicht verlassen zu müssen und zu wissen: Hier ist alles, was ich brauche. Die Vorstellung einen ganzen Tag das Haus nicht verlassen zu müssen und dennoch mit allem versorgt zu sein, war das entspannendste Gefühl, das ich in den Monaten meiner fortschreitenden Chemotherapie empfinden konnte. Dabei spielten sowohl existenzielle als auch banale Umstände eine entscheidende Rolle.

«In Zeiten von Not und Krankheit wird die Wohnung zum Lebensort, zu dem Ort, an dem man bangt, verzagt oder phantasiert. [...] Hier ist man nicht nur geschützt vor der Welt, sondern hier wird man auch gestärkt, um Welt zuzulassen. Wohnungen sind ein Dazwischenraum zwischen uns und der Außenwelt.»[70]

Gabriele von Arnim, aus deren autobiografischem Essay *Das Leben ist ein vorübergehender Zustand* dieses Zitat stammt, ist meines Wissens selbst nie schwer krank oder pflegebedürftig gewesen, aber sie hat für zehn Jahre ihren schwerkranken Mann gepflegt. Die selbst gestaltete und ausgebaute Wohnung wurde in dieser Zeit für sie und ihren Mann zum zentralen Lebensraum, zu dem Ort, an dem das Leben stattfand, gleichzeitig zu dem Raum, aus dem man das Leben ausschließen konnte. Das Wohnen, das von Arnim beschreibt, ist für sie ein existenzielles Gefühl. *Wohnen* als Verb beschreibt etwas, das sich kaum in wenigen Worten definieren lässt, weil es viel mehr umfasst als den dauerhaften Aufenthalt in einem begrenzten räumlichen Umfeld, zu wohnen bedeutet nicht nur ein «Raumproblem»[71] zu lösen, wie Emmanuele Coccia es in seinem Essay über das Zuhause als «scheinbar vertrauten Ort» formuliert. Wohnen bedeutet viel mehr einen Raum zum Teil der eigenen Persönlichkeit zu machen, ihn zu dem Ort werden zu lassen, in den sich das eigene Selbst einfügt, ohne dass es jeglicher Anstrengung bedarf. Ähnlich beschreibt es auch Coccia, wenn er *wohnen* bezeichnet als «Beziehungen zu bestimmten Menschen und Dingen aufzubauen, Beziehungen, die so intensiv sind, dass wir sie ebenso brauchen wie die Luft zum Atmen.»[72] Ich habe mir nie wirklich Gedanken um den Gegensatz gemacht, den die IKEA-Werbung entwirft *Wohnst Du noch oder lebst Du schon*. Beim näheren Nachdenken darüber, ergibt er jedoch für mich keinen Sinn. Natürlich bezieht sich der Slogan auf *leben* als ein bewusstes *Er-leben* des Daseins, das hier im Gegensatz steht zu dem, was man für gewöhnlich in einer Wohnung tut. Genauso lässt sich dieser Gegensatz aber umkehren, wenn man nämlich *leben* als den simplen Vorgang des Existierens versteht und *wohnen* stattdessen als das eben beschriebene Erweitern der eigenen Persönlichkeit in einen Raum hinein.

So elementar wurde das zu-Hause-Sein für mich, dass ich Panik bekam, wenn ich meine Wohnung unerwartet verlassen musste, um ins Krankenhaus zu gehen. Über Monate ging ich alle zwei bis drei Tage, wenn ich nicht gerade im Krankenhaus war, zu meiner Hausärztin, um meine Blutwerte bestimmen zu lassen. Im Normalfall bewegten sich die wichtigen Werte – die der roten und weißen Blutkörperchen – in relativ stabilen Wellen. Wenige Tage nach einer verabreichten Chemotherapie fielen sie rapide ab und stiegen nach einem Tiefpunkt wieder an – jedoch nicht mehr so stark wie zuvor, bevor sie durch die nächste Gabe wieder fielen. Entscheidend war, dass dieser Rhythmus in einem beherrschbaren Rahmen gehalten wurde, sanken die Werte zu weit ab, funktionierte mein Immunsystem nicht mehr und ich musste ins Krankenhaus. Abends rief ich meine Ärztin an und bangte bereits beim Ton ihrer Stimme, ob die Werte in Ordnung waren. In den meisten Fällen waren sie es. Mein Körper war zuverlässig.

Einmal jedoch waren sie zu tief gesunken. Es war ein Abend im Januar, Winter, früh dunkel und kalt und der Gedanke meine Wohnung nicht verlassen zu müssen, mir Essen liefern zu lassen und irgendwann vor dem laufenden Bildschirm wegzudämmern, erschien mir als die beruhigendste Vorstellung. Es sei besser, wenn ich ins Krankenhaus fahren würde, sagte meine Ärztin am Telefon. Ich fühlte mich nicht anders als sonst, nicht schwächer, nicht unsicherer, nicht kränker, einzig die Blutwerte waren offenbar besorgniserregend. Ich begann zu weinen, laut zu schluchzen. Ich habe in diesen ganzen Monaten selten geweint, ich weine generell selten, ich unterdrücke es nicht bewusst, aber meine Emotionen arbeiten eher in mir drinnen, als dass sie sich einen sichtbaren Weg nach außen suchen. In dem Moment aber sackte ich auf dem Bett sitzend zusammen und versuchte stammelnd am Telefon zu erklären, warum es für mich in diesem Moment die unerträglichste Vorstellung war, ins Krankenhaus zu fahren. Auch hat sich mir in diesem Moment nicht erschlossen, warum es sinnvoller sein sollte, mich hinaus in eine kalte Januarnacht zu begeben, in einer vermutlich vollen Notaufnahme zu warten, um dann von gestressten Notärzt:innen versorgt zu werden, obwohl es mir subjektiv nicht schlechter ging als sonst. Was in diesem Moment gestört wurde, war der Rhythmus, in dem ich mich eingerichtet hatte und der mich stabilisierte. Ich blieb psychisch stabil, weil ich wusste, worauf ich mich einstellen musste, was mich wann erwartete, sodass ich mir die Zeit bis zur nächsten schwierigen Phase so gestalten konnte, dass ich dann wieder Kraft hatte. An diesem Abend ins Krankenhaus zu müssen, durchbrach diesen Ablauf, eine Erholungsphase wurde jäh unterbrochen.

Ich bin dann ins Krankenhaus gefahren, habe den Pfleger:innen an der Information versucht zu erklären, was das Problem ist, da es mir offensichtlich den Umständen entsprechend gut ging, und habe dann eine halbe Stunde darauf gewartet, dass ich untersucht wurde. Das erste, was ich der Ärztin versuchte deutlich zu machen, als sie mich in einem nur durch Vorhänge abgetrennten Bereich untersuchte, war, dass es mir subjektiv gut ging und dass ich unter allen Umständen, wenn es nur irgendwie vertretbar war, nach Hause zurück wollte. Mir kam zugute, dass die meisten Krankenhäuser auch in Zeiten, in denen keine Pandemie herrscht, Patient:innen aus der Notaufnahme nur stationär behalten, wenn es unbedingt sein muss. Nach einer weiteren Stunde Warten, in der der routinemäßig gelegte Zugang in meinem Ellenbogen sich gelöst hatte, woraufhin mir das Blut den Arm hinabgelaufen war, durfte ich wieder nach Hause gehen. Am nächsten Tag sollte ich für eine Transfusion ambulant wieder in die Klinik kommen. Das Gefühl, als ich kurze Zeit darauf in meinem Bett lag, war das überwältigender Ruhe.

Nichts an diesem nächtlichem Notfallbesuch im Krankenhaus, der mich aus meinem emotionalen wie auch ganz realen Schutzraum herausgerissen hatte, wäre rückblickend nötig gewesen. Im Gegenteil, ich hatte mich einer psychisch ebenso wie physisch belastenden Situation ausgesetzt, aus der außer einem Termin am nächsten Tag nichts hervorgegangen war. Es war eine reine Vorsichtsmaßnahme, von der ich bereits im Moment als meine Hausärztin sie anordnete, ahnte, dass sie unnötig sein würde. Natürlich ist das bis zu einem gewissen Grad Selbstüberschätzung. Genauso ist es aber Ausdruck eines Bedürfnisses, über den eigenen Körper Entscheidungen treffen zu dürfen, selbst abzuschätzen, was für das eigene Wohlbefinden gerade am Wichtigsten ist. Diesem Bedürfnis nachzugehen und gleichzeitig einen Instinkt dafür zu haben, wann es besser ist, dem eigenen Empfinden zuwider zu handeln, weil man selbst nicht in der Lage ist einzuschätzen, was gerade im Zweifel lebensrettend sein kann, ist eine Art des Austarierens, die man vielleicht nie vollständig lernt. Jedenfalls hat mir ungefähr ein Jahr nicht gereicht.

Problematisch wird dieses Bedürfnis nach Selbstbestimmung in dem Moment, wenn einem das medizinische System, dem man sich mehr oder weniger freiwillig unterworfen hat, diese Selbstbestimmung entzieht. Es ist dabei nicht einmal immer Fürsorge, die man selbst als bevormundend empfindet, oder die Ignoranz eines Systems, dessen Struktur empathische Zuwendung nur als Ausnahmefall zulässt. Manchmal ist es lediglich die Diskrepanz zwischen den teilweise unberechenbaren Abläufen eines medizinischen Betriebs und dem Bedürfnis nach Kontrolle eines Patienten. Diese Kontrolle beschränkt sich in manchen Momenten allein darauf, einem Plan folgen zu können, den man nicht einmal selbst aufgestellt hat. Kontrolle ist in diesem Moment nicht mehr die Selbstbestimmung über Abläufe, die ganz konkret die eigene physische und psychische Gesundheit betreffen, Kontrolle ist stattdessen nur noch zu wissen, was wann geschieht.

Einerseits liegt es in meiner Natur Abläufe zu planen, denen ich anschließend folgen kann – das hat vordergründig nichts mit den Monaten der Chemotherapie zu tun – andererseits ist es aber ebenso ein weit verbreiteter Topos, dass Menschen in herausfordernden oder gar existenziellen Situationen eine Sehnsucht danach haben, zumindest abschätzen zu können, wie und wann sich bestimmte Dinge ereignen. Es war mein großes Glück und mein großes Pech zugleich, dass Behandlungspläne, die im Vorfeld einer Krebstherapie erstellt werden, einen genauen

Zeitplan vorsehen. Doch so genau dieser Zeitplan ist, so sicher kann man sich sein, dass er nicht eingehalten wird. Man hatte mir also zu Beginn der Therapie einen Fahrplan in die Hand gegeben, an den ich mich unbedingt zu halten hatte. Gleichzeitig sagte man mir, dass ich damit rechnen musste, diesen Plan nicht einhalten zu können. Das Schlimmste an all dem ist, dass man selbst kaum etwas dafür tun kann, dass alles seinen vorgesehenen Gang geht.

Natürlich kann man per se einiges tun, was der Behandlung dient, aber man hat keine Kontrolle darüber, was der Körper in Bereichen und Momenten tut, in denen die Handlungsmacht des Patienten einen Punkt erreicht, an dem außer positivem Denken nichts mehr möglich ist. Aus diesem Grund waren die im zweitägigen Rhythmus erhobenen Blutwerte auch jedes Mal mit der Angst verbunden, dass irgendetwas nicht in Ordnung sein könnte, selbst wenn ich mich den Umständen entsprechend gut fühlte, deswegen war jede unvorhergesehene Veränderung im Körpergefühl ein Alarmzeichen und jeder Besuch eine:r Ärzt:in in meinem Klinikzimmer, den ich nicht erwartet hatte, barg den Anflug von Panik, dass eine Kleinigkeit nicht so war, wie sie sein sollte. Das sind subjektive Empfindungen und manch ein:e Patient:in dürfte sich gerne einem System überlassen, in dem sie:er selbst keine Entscheidungen fällen und keine Erwartungen an sich selbst oder andere erfüllen muss. Vielleicht kann in der Gewissheit, dass es einen Plan gibt, der aber immer die Möglichkeit des unvorhergesehenen Moments mit sich trägt, auch eine Befreiung liegen. Vielleicht kann genau diese Spannung aus Planung und Willkür ein Netz sein, in das sich manche fallen lassen können, weil der Plan Halt und die Willkür Freiheit mit sich bringt.

Für mich war diese Spannung teilweise unerträglich. Doch die ersten Monate lang glitt ich mit den Wochen dahin auf den OP-Termin zu, der, wie man es erwarten würde, einen zentralen Punkt im Ablauf der Therapie darstellt. In diesen ersten Wochen war die Operation, bei der mir der Tumor entfernt und eine Knieprothese eingesetzt werden sollte, das Bergfest auf das all mein Denken ausgerichtet war. Die Idee eines Bergfestes beinhaltet, dass es bis dahin mühsam bergauf geht und dann der Abstieg beginnt. Das Bergfest signalisiert, dass der vermeintlich schwerste Teil einer Herausforderung bewältigt worden ist, weil es nun nur noch darum geht, das Ziel zu erreichen, sich quasi anstrengungslos abwärts rollen zu lassen, während man bis zu besagtem Fest das Ziel noch nicht einmal vor Augen hatte. Es ist eines der Konzepte, mit denen der Mensch sich selbst hinters Licht zu führen versucht, indem er einen unangenehmen Zustand positiv umdeutet. Wer ein Bergfest feiert, hofft anders gesagt darauf, dass das Glas ab sofort halb voll ist.

Problematisch wird dieses Konzept, wenn das Ereignis, das einem selbst zum Bergfest wird, gar kein Bergfest ist, weil die Zeit danach doppelt so lang ist, wie die Phase, die auf das Ereignis zugeführt hat. Und auch wenn ich die Operation über Wochen zu einem Ziel stilisierte, das ich unbedingt erreichen wollte, weil danach alles besser sein sollte, ging es natürlich immer noch um einen komplexen Eingriff. *Lähmung, Amputation, garantieren können wir nichts,* waren die Begriffe und Phrasen, die in den Wochen zwischen Krankenhaus und Wohnung, zwischen Übelkeit und Unwohlsein, zwischen Körpergefühl und Körperentfremdung, in meinem Kopf arbeiteten. Wie so viele Momente, die einem im Verlauf einer Krebsdiagnose und der anschließenden Behandlung bevorstehen, handelt es sich auch bei der Operation um etwas, das man sehnsüchtig erwartet und panisch fürchtet, das man zu sich herziehen möchte, um es möglichst schnell hinter sich zu lassen und das man von sich stoßen will, sobald es näher kommt. Für mich erledigte das alles das System Krankenhaus, indem ich eine Woche vor dem seit Monaten geplanten Termin einen Anruf erhielt, in dem mir mitgeteilt wurde, meine Operation sei um eine Woche nach hinten verlegt worden; Personalmangel.

Während ich diese Sätze schreibe, herrscht in zahlreichen Kliniken in Deutschland Personalmangel, Platzmangel, Chaos, Patient:innen werden verlegt, mit Flugzeugen durch das Land transportiert, wahrscheinlich ist die persönliche Betreuung auf ein absolutes Minimum heruntergefahren worden. Es ist der Spätherbst 2021 und die Intensivstationen sind in vielen Teilen Deutschlands aufgrund der COVID-19-Pandemie an der Belastungsgrenze oder schon darüber hinaus. Gestern habe ich gelesen, dass 75% aller Kliniken Behandlungen verschieben müssen. Ich kann mir nur vorstellen, wie es jetzt auf den Stationen der Krankenhäuser aussehen muss und bin sehr froh darüber, dass ich es mir nur vorstellen kann und es nicht erleben muss. Was ich aber weiß, ist, wie sich vermutlich viele Menschen fühlen, die jetzt auf ein Behandlungssystem angewiesen sind, ganz ohne, dass sie selbst konkret von COVID-19 betroffen sind. Darunter sind Menschen, die Krebs haben, Menschen, die seit Monaten, vielleicht sogar Jahren Zyklen von Chemotherapie durchmachen, die auf wichtige Operationen warten, die ihre Tage in Krankenhausbetten fristen und die schon im normalen prä-pandemischen Klinikalltag zu spüren bekamen, auf was für ein Stresslevel ein auf Effizienz ausgerichtetes System die Menschen bringt, die die Verantwortung tragen: Pfleger:innen und Stationsärzt:innen.

Meine Operation wurde damals um eine Woche verschoben. Eine Woche, die mich für Stunden aus dem Konzept brachte, weil sie einen Riss in einem Zeitstrang darstellte, an dem ich mich Punkt für Punkt entlanghangelte. Die Selbstverständlichkeit, mit der ein Eingriff verschoben wurde, der für mich essenziell war, ganz einfach, weil gerade nicht genug Personal vorhanden war, verunsicherte mich. Jede Erschütterung im Alltag des Krankseins kann die Erschütterung sein, die die angespannten Nerven schließlich zum Zerreißen bringt, die Erschütterung, die eine Psyche, die bis zu diesem Zeitpunkt stoisch alles hingenommen hat, in sich hinein gefressen hat, zum Einsturz bringt.

–

Die Orthopädie der Universitätsklinik in Heidelberg befindet sich im Stadtteil Schlierbach. Während sich die Stadt Heidelberg zur einen Seite hin in die Rheinebene öffnet, führt der entgegengesetzte Weg aus der Stadt heraus ins

Neckartal. Nähert man sich Heidelberg von der Rheinebene aus und fährt dann an der Neckarpromenade parallel
zur Altstadt am Fluss entlang, liegen am Ufer gegenüber
der Philosophenweg und die Villen am Hang, bevor man
auf der Altstadtseite, etwa auf Höhe der Alten Brücke,
das berühmte Schloss sieht. Nach weiteren zehn Minuten
Fahrt, die einen aus der Stadt hinaus ins Neckartal führen –
je nach Tageszeit kann es auch länger dauern – weist ein
Schild nach rechts zur Orthopädischen Klinik.

Schlierbach liegt an einen Nordhang gebettet, die Be-
wohner:innen des Stadtteils Ziegelhausen am anderen
Neckarufer, dem Südhang, nennen ihren Nachbarbezirk
die *dunkle Seite*. Wenn an grauen Wintertagen der Niesel-
regen durch das Neckartal treibt und man die Wälder, die
hier schon sehr dicht stehen, in der feuchten Luft riechen
kann, könnte man den Eindruck bekommen, man sei in
einen unheimlichen Film geraten. Wie eine Filmkulisse
liegen die verwinkelten Klinikgebäude am Hang und hinter ihnen türmt sich der Wald auf. Der über hundert Jahre
alte Gebäudekomplex mit der umfassenden Parkanlage
am Waldrand, seinen kleinen Türmchen, dem Altbau-
charakter mit hohen Decken und langen Fluren lädt geradezu dazu ein, sich in eine Filmhandlung über grausame
medizinische Experimente zu Beginn des 20. Jahrhunderts hineinzuversetzen. Tatsächlich ist die Orthopädie in
Heidelberg eine der renommiertesten in ganz Europa.

Heidelberg ist so etwas wie meine Heimatstadt, in einer
Gemeinde wenige Kilometer entfernt in der Rheinebene
bin ich aufgewachsen, in Heidelberg bin ich zur Schule

gegangen, in den Kneipen der Altstadt habe ich als Jugendlicher unzählige Nächte verbracht, auf dem Philosophenweg habe ich mehr als ein Date gehabt, auf den Wiesen
am Neckar habe ich mein Abitur gefeiert, in Ziegelhausen
hat meine erste Freundin gewohnt, ein paar Jahre später
eine weitere. Ich kenne die Stadt auf die Weise, wie man
eine Stadt nur kennen kann, wenn man dort zur Schule
gegangen ist. Hier würde ich operiert werden.

Der Dezember im südlichen Odenwald ist meistens mild
und regnerisch. Auch als ich am 18. Dezember 2017 zur
Aufnahme in die Orthopädie in Heidelberg kam, regnete
es. Es war ein seltsames Gefühl, vier Monate nach der ab-
gesagten Operation wieder dort zu sein.

Anders als eine Chemotherapie lässt sich eine Operation
nicht gut erzählen, zumindest scheint es so. Die Operation bildet in Krebsnarrativen eine seltsame Leerstelle.
Nicht jeder Tumor ist operabel, aber die Abwesenheit
eines chirurgischen Eingriffs in zahlreichen Filmen über
eine Krebserkrankung ist auffällig. Tatsächlich war in meinem Fall die Entfernung des Tumors wesentlich wichti-
ger als alle anderen Teile der Therapie. Bis heute ist nicht
klar, ob die Chemotherapie unvermeidbar gewesen wäre.
Es war die vernünftige Entscheidung. Die Unberechen-
barkeit der Krankheit lässt auch eine zehrende Behandlung sinnvoll erscheinen, wer weiß, wo sich unsichtbare
Tumorzellen befinden – sogenannte Mikrometastasen.
In der Zeichentrickserie *Es war einmal … das Leben* sind
Vorgänge im menschlichen Körper in Form von kleinen
anthropomorphen Lebewesen erzählt. Man sieht die Blut-

plättchen durch die Adern rennen, die weißen Blutkörperchen, die ein Teil der Abwehrkräfte des Körpers sind, werden durch weißgekleidete Polizisten dargestellt – der ganze Körper ist ein Lebensraum für die unterschiedlichsten Arten an Lebewesen, die ihre Welt überhaupt erst entstehen lassen. Während meiner Erkrankung habe ich an diese Serie nie aktiv gedacht, jetzt fällt mir auf, dass ich mir die Mikrometastasen, die sich möglicherweise auf dem Weg in die Lunge befanden, so ähnlich vorgestellt habe: Kleine bösartige Wesen, die von ihrem Tumormutterschiff die Reise in andere Körperregionen antreten. Die Chemotherapie sollte sie aufhalten. Nur ob es diese Wesen wirklich gab, das war nicht klar.

Der Tumor hingegen war unzweifelhaft vorhanden, manifest und sicht- und fühlbar saß er oberhalb meines rechten Knies und musste entfernt werden. Der Gedanke an die Operation fühlte sich deswegen anders an als die Erfahrung der trägen Chemotherapie. Nicht nur der Körper wird während dieser Behandlung träge, auch die Zeit zieht sich, schleppt sich. Eine Chemotherapie erträgt man, eine Operation erlebt man. Ein chirurgischer Eingriff ist ein Ereignis, ein Einschnitt im doppelten Sinne, der Rhythmus der Chemotherapie wird unterbrochen. Die Operation als Ereignis, als etwas, das ein Vorher und ein Nachher konstituiert, bricht die Struktur auf und nach dem Ereignis ist eine Veränderung eingetreten. Die Art dieser Veränderung kann geplant, aber nicht gesichert werden.

Allein der Umstand einer Veränderung machte die Operation zu etwas, das ich nicht nur fürchtete. Überhaupt ist das Erleben einer Krebsbehandlung in all ihren Formen und Phasen eine Fülle von Erfahrungen, die man sowohl fürchtet als auch erhofft. Der Gedanke erscheint logisch, weil die Behandlung als Ganzes den Körper heilen, im dramatischsten Fall das Sterben des Patienten verhindern soll, aber das ist nicht der alleinige Grund dafür, dass man auch Vorgänge sehnlichst erwartet, die Körper und Geist gleichermaßen viel abverlangen. Eine Krebsbehandlung ist eine Folge aus langen Phasen der Leere und der Monotonie, unterbrochen durch Ereignisse. Dabei sind die Ereignisse nicht immer plan- und daher auch nicht immer erwartbar. Die überstürzte Fahrt in die Notaufnahme, weil meine Blutwerte nicht gut aussahen, war ein solches nicht planbares Ereignis. Sie reißen dich in einer Weise aus der Lethargie, die die Resilienz angreift. Meine Psyche passt sich schnell an Situationen an. Ich brauche dann aber die Orientierung, die sich ergibt, wenn Bewusstsein und Unterbewusstsein eine Situation erkennen, sie einordnen und einen Plan anlegen, wie mit ihr umgegangen wird. Unplanbare Ereignisse stören diese Orientierung.

Man könnte sich vorstellen, dass eine Krebsbehandlung das Erklimmen eines Berges darstellt – das Klischee lauert bei dieser Analogie sozusagen hinter jedem Felsvorsprung, aber es passt hier. Ich habe als Kind einmal im Fernsehen live eine Besteigung der Eiger-Nordwand verfolgt, die Bilder, die ich damals gesehen habe und die ich in den Tagen danach im Garten auf Bäumen nachgespielt habe, haben sich in meinem Gedächtnis festgesetzt. Auf den

Aufnahmen, die teilweise mit Helmkameras aus der Sicht der Bergsteigenden gemacht wurden, sieht man oft nur die nächsten Meter, die vor den Menschen liegen, die in Seilen gesichert in der Felswand hängen, immer überblicken sie nur, was in den nächsten Minuten auf sie zukommen wird, schätzen ab, wie sie Hindernisse überwinden können, wo man sich festhalten kann, wo es schwierig wird. Der Plan für den Aufstieg ist dennoch ausgearbeitet und sieht eine klare Route vor – was dann aber am Berg geschieht, das weiß niemand so genau. Am Anfang meiner Krebsbehandlung bekam auch ich einen Plan vorgelegt, wochen- und monatsweise war eingezeichnet, was zu welchem Zeitpunkt geschehen sollte, Untersuchungen hier und da, sonst eine Routine aus Zyklen und Ruhephasen, die Operation als großes Ereignis nach einem Drittel der Zeit. Ein unerwartetes Ereignis stört diesen Plan, ein erwartetes hingegen macht die Existenz eines Planes wieder bewusst, indem es einen klaren Punkt im Verlauf markiert, der dann überwunden wird. Operation, Check.

Von dem zentralen Ereignis meiner Krebsbehandlung kann ich nicht aus erster Hand berichten. Das nächste, was ich weiß, ist wie ich im Aufwachraum langsam wieder zu mir komme. Aber auch das ist, so meine ich, eine konstruierte Erinnerung, eine Erinnerung, die ich mir einbilde, weil man eben weiß, dass man nach einer Operation in so einem Raum wieder zu sich kommt. Auch das ist ein Effekt der Omnipräsenz von Krankheitsnarrativen: Die eigenen Erinnerungen überlagern sich mit Bildern und Erfahrungen, die nicht die eigenen sind. Vielmehr glaube ich, dass die erste richtige Erinnerung der Moment ist, in dem ich krampfhaft versuche, den großen Zeh an meinem operierten Bein zu bewegen – irgendwo auf dem Weg zwischen Aufwachraum und Intensivstation, auf der ich noch eine Nacht bleiben musste. Ich sehe in meiner Erinnerung, wie man mich einen Gang entlang schiebt, rechts von mir eine Fensterreihe, es ist hell, tageslichthell, aber vielleicht ist auch das eine trügerische Erinnerung, der 19. Dezember ist einer der kürzesten Tage des Jahres, es ist sehr wahrscheinlich, dass es schon dämmerte oder ganz dunkel war – die Operation hatte wesentlich länger gedauert als erwartet. In diesem Moment versuche ich den großen Zeh zu bewegen wie die namenlose Braut, gespielt von Uma Thurman, in *Kill Bill.*

Ich meine mich zu erinnern, dass ich tatsächlich konzentriert auf meinen großen Zeh gestarrt habe, um ihn zu bewegen. Der Rest des unteren Körpers war noch gelähmt, Epiduralanästhesie. Es klappt, alles ist taub und schwer, aber der Zeh bewegt sich, *wiggle your toe!* und ich beginne zu weinen. Drei mögliche Szenarien waren mir im Vorfeld angekündigt worden: Alles geht gut, das Bein bleibt erhalten und beweglich, das Bein bleibt erhalten, wird aber gelähmt sein, oder es muss amputiert werden. Mein Bein ist noch da und es ist nicht gelähmt. Es ist nicht mehr so stabil wie zuvor, es schmerzt gelegentlich und manchmal knickt es ein. In diesem Moment, als mein ganzes Bewusstsein noch in Schmerzmitteln und Narkoseresten schwamm, war die Hauptsache, dass ich die Zehen bewegen konnte. In den kommenden Stunden lag ich in einem Raum mit piependen Geräten, Lämpchen und einer regen Geschäftigkeit, die ich draußen auf dem Gang beobachten konnte.

Ich erinnere mich, dass mich eine große Ruhe überkam. Vielleicht war ich zum ersten Mal seit mehreren Monaten entspannt. Die starken Schmerzmittel, die noch direkt in mein Rückenmark geleitet wurden, mögen ihren Teil dazu beigetragen haben, aber es war auch das Gefühl zu wissen, dass etwas überstanden war, dass es von nun an bergab auf ein Ziel hingehen würde, das nicht mehr der Höhepunkt der Therapie, sondern ihr Ende war. Gleichzeitig fand ich in diesem Moment – seltsamerweise – die geschäftige Atmosphäre als beruhigend. Schon als Kind fühlte ich mich geborgen, wenn ich das regelmäßige Rauschen des Staubsaugers, Stimmen auf dem Flur oder den Fernseher im Nebenzimmer hörte, jetzt lag ich auf einer Intensivstation, döste in leichten Fieber- und Narkoseträumen vor mich hin und hörte Stimmen auf dem Flur, hörte das regelmäßige Pumpen meines Herzens als Piepen und wusste, ich war gerade von jeder Verantwortung entbunden. Umso stärker genoss ich dieses Gefühl, weil die Zeit der Chemotherapie von einem permanenten Alarmzustand geprägt war. Ständig hörte ich in mich hinein, versuchte zu erspüren, in welchem Zustand mein Körper war und wie er reagierte. Immer alle Sinne angespannt, um sofort zu bemerken, wenn sich etwas veränderte. Außerdem trägt man während einer Chemotherapie zusätzlich zu den Strapazen der Behandlung und dem psychischen Trauma, das eine Krebserkrankung per se auslöst, auch noch die Verantwortung dafür, dass alles funktioniert. Man muss darauf achten, alle Termine zu Kontrollen wahrzunehmen, Medikamente zur richtigen Zeit nehmen, vorsichtig sein im Alltag – man darf nicht einfach krank sein. Jetzt war ich einfach da, es piepte, rauschte und Menschen liefen, schauten nach mir und niemand wollte mehr von mir als dass ich mich erholte.

Mein Bein hatte eine seltsame Form angenommen. Es sah genau genommen aus, als hätte man es umgedreht. Ein großes Stück fehlte an der rechten Seite und es machte einen Bogen nach innen. Die dreißig Zentimeter lange Narbe zog sich zusammengetackert an der Außenseite des rechten Oberschenkels bis zur Wade hinunter, wie ein Reißverschluss, den man aufziehen kann. Dort, wo zuvor mein Kniegelenk gewesen war, befand sich nun eine Prothese. Man hatte einfach ein Stück meines Körperinneren entfernt, es durch eine technische Konstruktion ersetzt und den Körper an der Stelle wieder zugenäht – wenige Stunden später sollte ich vorsichtig auf dem Bein stehen, es ging. Während der kommenden Tage ging ich immer wieder Schritt für Schritt mit Krücken über den Krankenhausflur.

Die nächsten Tage war ich in meinem Krankenhauszimmer im Bett und schaute Filme. An Weihnachten kam meine Familie für ein paar Stunden. Ich habe diese Tage als friedlich in Erinnerung, das Krankenhaus war ungewöhnlich leer, wahrscheinlich wegen der Weihnachtszeit. Es regnete tagelang und ich konnte von meinem Bett aus sehen, wie draußen in einem Innenhof des winkeligen Klinikgebäudes die Äste kahler Bäume im Dezemberregen tropften. Das Gebäude mit seinen hohen Decken, den runden Durchgängen, den Treppen auf Zwischenstockwerke wirkte wie aus der Zeit gefallen und der dauernde Regen und die trüben Tage taten ihr Übriges.

Bereits eine Woche nach der Operation durfte ich das Krankenhaus verlassen, am zweiten Weihnachtsfeiertag. Wieder hatte ich selbst dafür gesorgt, dass das möglich war. Hatte immer wieder nachgehakt, den behandelnden Arzt gefragt, welche Voraussetzungen erfüllt sein müssten, damit ich gehen könnte. Ich war selbst erstaunt von meinem Körper, der sich durch diese Strapazen durcharbeitete wie ein altes Auto, das einfach fährt – ein Volvo, der schnurgerade mit 130 die Kilometer runterreißt. Zu diesem Zeitpunkt hatte mein Körper bereits drei Monate Chemotherapie erlebt. Drei Monate, in denen mehrere Liter giftige Substanzen durch ihn hindurch geleitet worden waren, deren einzige Aufgabe es war, sich schnell teilende Zellen zu zerstören – unabhängig davon, ob es sich dabei um Krebszellen handelte oder nicht. Das Erstaunliche für mich war, die Erfahrung zu machen, was mein Körper zu leisten im Stande war. Auch wenn ich mich an Phasen kompletter Erschöpfung erinnere, an Ekel, an ein zuvor unvorstellbares Unwohlsein im eigenen Körper, erinnere ich mich an keinen Moment, in dem ich meinem Körper nicht vertraut habe.

Körperbewusstsein, eine grundlegende Idee davon wie sich ein Körper anfühlt, ist eine der Grundlagen des Theaterspielens und der Bewegung auf der Bühne. Einen Körper zu haben ist für die meisten Menschen eine mehr oder weniger unbewusste Erfahrung, wir können uns unsere Existenz ohne unseren Körper nicht vorstellen. Glauben wir nicht an eine Seele oder eine übergeordnete Instanz, eine wie auch immer geartete Religion, die vorsieht, dass über unseren Körper hinaus noch etwas von uns existiert, so sind wir unser Körper. Diesen jedoch auch als solchen, als Körper zu erfahren, das bedarf eines gewissen Trainings, einer Bewusstwerdung darüber, wie sich Bewegungen anfühlen, die wir in den meisten Fällen machen, ohne dass wir uns bewusst sind, dass wir die Entscheidung zuvor getroffen haben. Um Körperlichkeit als solche zu lernen, müssen gewisse Automatismen abgeschaltet werden, bis hin zum Atmen als unbewusstem Vorgang. In seiner Rede «This is water»,[73] die der amerikanische Schriftsteller David Foster Wallace 2005 vor einer College-Abschlussklasse hielt, erzählt er von zwei Fischen. Der eine fragt den anderen, wie das Wasser heute sei, der andere fragt zurück: «Was ist Wasser?» So wie es für den Fisch selbstverständlich ist, im Wasser zu sein, sodass ihm zunächst nicht bewusst ist, dass ihn überhaupt etwas umgibt, genauso geht es uns in den meisten Fällen mit unseren Körpern und der Art, wie wir sie nutzen. Entscheidend für ein Körperbewusstsein ist das Erfahren bestimmter Zustände und Vorgänge, in denen sich der Körper befindet. Wie fühlt es sich an, gerade von einem Stuhl aufgestanden zu sein? Wie empfinden wir unseren Körper beim Stehen oder anders gesagt, was bedeutet es, bewusst zu stehen? In welchem Teil des Körper muss Kraft aufgewendet werden, um Spannung zu halten, selbst wenn man sich für Außenstehende normal bewegt?

Diese Fragen beantworten zu können, bedeutet seinen Körper zu verstehen und zu wissen, wie er sich anfühlt. Als ich nach der Operation zum ersten Mal von einem Physiotherapeuten behandelt wurde – ich lag noch auf der Intensivstation – warf er einen Blick auf meine Werte und folgerte aus ihnen, ich könne nicht stehen. Dass es dennoch ging und ich wenige Minuten darauf wenn auch wackelig neben meinem Bett stand, aufgerichtet, eine Hand zur Unterstützung am Bettpfosten, war mir schon klar gewesen, als ich noch gelegen war. Ich spürte die innere Kraft und die Klarheit im Kopf, die nötig sind, um aufrecht zu stehen. Eine innere Kraft hat in diesem Fall nicht ausschließlich etwas mit einer mentalen Stärke zu tun und auch nicht mit einer übergeordneten Idee von Resilienz, sondern mit dem Bewusstsein dafür, wo Muskeln sich anspannen, wenn der Körper bestimmte Bewegungen ausführt oder sich selbst halten muss.

Wenn man davon spricht, dass Körper sich mitteilen können, eine Stimme haben oder – wie Ärzt:innen es häufig sagen – dass man auf seinen Körper hören soll, klingen diese Formulierungen nicht selten wie spirituelle Ansätze; Ansätze, denen sich mein Verstand instinktiv widersetzt. Zu oft wurde in den letzten Jahrhunderten und noch bis in die Gegenwart hinein der emotionale Zustand von Patient:innen für die Entstehung von Tumoren verantwortlich gemacht. Sontag beschreibt in *Krankheit als Metapher* die Gegensätzlichkeiten, die in den Vermutungen, Gefühle und Krebs hingen grundlegend zusammen, über die Jahrhunderte aufgetaucht sind. So habe ein englischer Arzt Mitte des 19. Jahrhunderts «Kummer und Furcht» zu Auslösern von Krebs erklärt, wohingegen man noch Ende der 1970er Jahre glaubte, der «sich selbst hassende, gefühlsarme»[74] Mensch schwebe am ehesten in Gefahr zu erkranken. Die Idee, dass Krebs die Folge einer Unterdrückung oder Verwirrung von Emotionen oder

Bedürfnissen ist, zieht sich durch die letzten Jahrhunderte, genauso wie im Falle von Tuberkulose. Sontag zitiert Kafka, der noch im Jahr 1920, als man bereits den Auslöser für Tuberkulose kannte, an Milena schrieb, seine Erkrankung habe letztlich geistige Gründe. Es scheint einen gewissen Reiz mit sich zu bringen, der Profanität einer körperlichen Erkrankung eine seelische Grundlage zu geben. Ob Kafka oder Zorn oder sogar Sontag selbst in ihren Tagebüchern, die westliche Kulturgeschichte ist voll von Menschen, die bei den Gründen für ihre lebensbedrohlichen Erkrankungen auf ihre Emotionen und ihre Psyche gestoßen sein wollen und sich daran festgehalten haben. Zu groß scheint die Angst zu sein, grundlos und vom Zufall ausgewürfelt zu sterben.

Dennoch sollte man den Grundgedanken, dass der Körper sich in irgendeiner Form ausdrückt, nicht grundsätzlich verwerfen. Auch Sontag legt Wert darauf, den Einfluss von Kummer auf das Immunsystem nicht zu leugnen. Der Körper kommuniziert ohne Zweifel, ich glaube nur nicht, dass diese Art der Kommunikation etwas mit mentalen Fähigkeiten gegenüber körperlichen zu tun hat. Vielmehr ist das Bewusstsein für den Körper als solchen ein Bewusstsein für das Zusammenspiel von Körper und Kopf. Wie Arthur Frank es in seinem zweiten Buch *The Wounded Storyteller* formuliert: Nur eine Karikatur eines Kartesianers («caricature Cartesianism»)[75] kann davon ausgehen, dass Kopf und Körper nicht eine Einheit bilden und dass der denkende Kopf einfach auf dem fühlenden Körper aufsitzt. Ich bin davon überzeugt, dass mentale Stärke, Resilienz, ein grundlegender Faktor beim Erleben und

Überleben einer Krebstherapie ist. Die Gefahr liegt jedoch darin, die Linie zu übersehen, die Körperbewusstsein und mentale Stärke von der Behauptung trennt, dass geistige Blockaden Krankheiten auslösen und zum Tod führen. Sie ist manchmal derart fein, dass es nicht immer leicht ist, sie zu erkennen.

In ihrem langen Essay *Everybody* erläutert Olivia Laing diese feine Linie, die mentale Stärke von esoterischer Scharlatanerie trennt. Sie selbst war von der Idee fasziniert, dass Körper eine eigene Sprache haben, die sich durch Symptome und Wahrnehmungen ausdrückt. Gleichzeitig zeigt sie sich entsetzt von Behauptungen, dass Krankheiten, insbesondere Krebs, die Folge unterdrückter Emotionen seien könnten. Sie ist überzeugt davon, dass der Kopf eine entscheidende Rolle spielt, aber beschreibt mit spürbarer Wut, wie die amerikanische ‹Heilerin› Louise Hay in den 1980er Jahren die Heilung von Krebs an Selbstliebe koppelte. Hay gab letztlich Krebspatient:innen, die ihrer Krankheit erlagen, die Schuld an ihrem eigenen Tod: Zu wenig mentale Stärke und Selbstliebe.

Auf ähnliche Weise ist Laing von Wilhelm Reichs früher Theorie überzeugt, dass der Körper aufgrund psychischer Blockaden eine sogenannte ‹Charakterrüstung› ausbildet. Die Idee, dass Körper die Geschichte unserer Erfahrungen in sich verwahren, ergibt für Laing absolut Sinn. Reichs weitaus populärere Theorie der Lebensenergie Orgon, deren Blockade Krebs auslösen könne, lehnt sie jedoch vehement ab. Es ist schließlich diese Sensibilität für die Spannung zwischen sinnvollem Einfluss mentaler

Stärke und dem panischen Rückzug auf psychische Auslöser der Krankheit und ihren Konsequenzen, die sie ihren Beruf als Pflanzenheilkundlerin aufgeben lässt: Zu viele Patient:innen seien in der Hoffnung zu ihr gekommen, sie würde ihre Ablehnung von Chemotherapie und sogenannter Schulmedizin teilen. Der Körper in Krankheit, Behandlung und operativer Veränderung ist ein Schlachtfeld, auf das der Geist von seinem Feldherrenhügel aus zwar Einfluss nehmen kann, die Kämpfe jedoch müssen unten ausgefochten werden.

–

«Die erbärmlichste Zeit bricht an. Bis jetzt war ich der interessante Kranke. Ein bißchen blaß, ein bißchen hüstelnd, ein bißchen melancholisch. Das kann ja einem Weibe noch so ziemlich gefallen. Was aber nun kommt, mein Kind, erspare dir lieber! Es könnte deine Erinnerung an mich vergiften.»[76]

Diese Sätze sagt der todkranke Felix zu seiner Geliebten Marie in Arthur Schnitzlers Erzählung *Sterben* aus dem Jahr 1895. Man weiß nicht, woran genau Felix leidet, zeitweise ist nicht einmal klar, wie krank er wirklich ist. Seit ihm aber ein Arzt gesagt hat, dass er in einem Jahr sterben wird, geht er fest davon aus, dass es mit ihm zu Ende geht. Auch sein Freund Alfred, ebenfalls ein Arzt, kann ihn nicht davon überzeugen, dass er – wenn auch erkennbar krank – längst noch nicht zum Tode verurteilt ist. Wie in so vielen Krankheitserzählungen des späten 19. und frühen 20. Jahrhunderts liegt es nahe, bei Felix eine Lungenkrankheit, meistens Lungentuberkulose, zu vermuten, weswegen er auch mit Marie zur Behandlung in die Berge reist. Ob in Alfred Döblins Erzählung *Die Segelfahrt*, in Thomas Manns *Der Zauberberg* oder in Fontanes *Effi Briest*, die Tuberkulose, oder auch die Schwindsucht, ist in der deutschen Literatur der Jahrhundertwende omnipräsent. Es ist unklar, ob Felix wirklich an dieser Krankheit leidet, aber die beschriebenen Symptome im Kontext der Zeit weisen eindeutig in diese Richtung. Tuberkulose wurde häufig als eine Krankheit dargestellt, die den leidenden Menschen veredelt. Der zarte, dahinsiechende Körper, die Schwäche, gepaart mit kurzen Momenten der Euphorie oder gar sexueller Lust – wie Susan Sontag es 1978 in *Krankheit als Metapher* erkennt[77] – ist anders als der vom Krebs besetzte Körper von fast morbider Schönheit; vorausgesetzt man glaubt den zahllosen literarischen Darstellungen lungenkranker Menschen.

Einen Teil trägt zu diesem Eindruck bestimmt auch bei, dass die literarischen Kranken oft in malerisch beschriebenen Bergregionen von ihrem Leiden geheilt werden sollen. Das abgeschiedene Sanatorium in Manns *Zauberberg* ist ebenso ein idyllischer Ort wie das Ferienhaus am See, das Felix und Marie mieten – ganz anders als die kalten, nach Desinfektionsmittel und Körpern riechenden Krankenhausflure einer Krebsstation. Vergleicht man Felix' Leiden oder auch die von Thomas Mann beinahe parodistisch erzählte Lungenkrankheit der Gabriele Klöterjahn in der Erzählung *Tristan* mit den nüchternen, aber grausamen Beschreibungen der Krebskranken in Gottfried Benns *Mann und Frau gehn durch die Krebsbaracke* – alle drei entstanden zwischen 1895 und 1912 – dann wird deutlich, wie unterschiedlich sich zwei tödliche Krankheiten darauf auswirken, wie die Erkrankten wahrgenommen werden: Da die «schwache Grazie» und der «zarte Liebreiz» der Frau Klöterjahn, dort «Klumpen Fett», «faule Säfte» und stinkende Betten in Benns *Krebsbaracken*.

Felix ist in seiner grazilen Schwäche und der Nachdenklichkeit daher auch der perfekte kranke Partner für Marie, die sich aufopferungsvoll um ihn kümmert, gar zeitweise ausdrückt nicht alleine weiterleben zu wollen. Schnitzlers Erzählung ist in dieser Hinsicht eine erstaunlich präzise Darstellung einer Liebesbeziehung zwischen einer kranken und einer gesunden Person. Die Diagnose des sicheren Todes gab es bei mir nicht, man ging – wie erwähnt – auch davon aus, dass die Chancen ziemlich gut standen, und dennoch erkenne ich in der Dynamik von Felix und Marie manches wieder, anderes jedoch auch nicht.

Mit der Zeit nach der Operation brach für mich «die erbärmlichste Zeit» an. Anders als Schnitzlers Felix hatte ich mich auch bis dahin nicht als interessant krank empfunden, auch war ich nicht einfach ein bisschen blass, hüstelnd und melancholisch gewesen, sondern meine haarlose Haut hatte eine ungesunde Gelbtönung angenommen, ich war grundsätzlich erschöpft und angespannt zur gleichen Zeit. Daran änderte sich auch nach der Operation nichts, nun aber war der motivierende Gedanke an den Höhepunkt der Behandlung verschwunden und vor mir lagen noch doppelt so viele Zyklen der Chemotherapie, wie ich bereits hinter mich gebracht hatte. Nachdem sich einige Wochen nach der Operation herausstellte, dass es gelungen war, den Tumor komplett zu entfernen, galt ich als tumorfrei, gleichzeitig war noch nicht einmal die Hälfte meiner Therapie vorbei.

In dieser Situation eine Beziehung zu führen ist nicht nur nicht leicht, es ist eine Herausforderung für beide Menschen; nicht zuletzt, wenn ein Kind irgendwo in diesem Wust aus Emotionen, Ängsten und Verantwortungen ist, und dieses Kind zu alledem kein gemeinsames ist, für das man die gleiche Verantwortung trägt. In Beziehungen während einer Chemotherapie entstehen widerstreitende situationsbedingte Bedürfnisse, die aus grundsätzlichen Bedürfnissen entstehen. Der Wunsch nach Alltag und einer gewissen Normalität steht im Gegensatz zur quälenden Erkenntnis, dass beides nicht möglich ist. Der Wunsch nach Nähe und körperlicher Zuneigung steht konträr zu der grausamen, aber unwiderlegbaren Tatsache, dass Körper in Chemotherapie fremd und häufig unangenehm sind. Der Drang nach Aufmerksamkeit und gemeinsamer Zeit während langer Krankenhausphasen steht im Widerspruch zu einem geregelten Alltag mit Kind. Das sind keine unüberwindbaren Hindernisse, aber ebenso wie sich manche Freundschaften in den Wirren der Krebserkrankung unerwartet als besonders tragfähig erwiesen haben, erwies sich meine Beziehung als unsicher und letztlich zerbrechlich.

Wer krank ist und liebt, muss herausfinden, was es bedeutet, von einem anderen Menschen zu fordern, sein Leben so zu verändern, dass es zum Leben eines Kranken passt.

Denn nichts anderes ist eine Beziehung in einer solchen Situation: Eine permanente Anforderung an den geliebten Menschen, sein Leben immer wieder hintenanzustellen, um sich um den Kranken zu kümmern. Das ist keine unmögliche Situation, Beziehungen können das aushalten, gesunde Beziehungen können daran wachsen, aber sie stehen immer vor dem Anspruch, das Leben des einen auf das des anderen Menschen auszurichten. Davon erzählen Filme und Romane in unterschiedlicher Weise, in den meisten Fällen jedoch steht in der Fiktion am Ende die eine oder andere Form erfüllender Liebe. Sei es die unsterbliche Liebe der beiden kranken Teenager in *Das Schicksal ist ein mieser Verräter,* die Liebe, die das Wichtige im Leben des anderen erkennbar macht, in *Nur mit Dir – A walk to remember,* oder die Liebe zu einem kranken Menschen, die den lebensmüden, aber körperlich gesunden Partner wieder ins Leben holt, in *Restless.* In allen drei Filmen – und vielen anderen dieser Art – stirbt am Ende ein geliebter Mensch, nicht jedoch bevor dieser Mensch das Leben des anderen verbessert hat. Die Krankheit hat hier jeweils eine Aufgabe im Kontext der Erzählung – sie ist das treibende Element der Liebe, weil sie den Menschen an den Rand der erträglichen Erfahrungen bringt und ihm zeigt, was *wirklich wichtig* sein soll. Und wichtig ist in diesem Kontext meist nur die heterosexuelle und monogame Liebe.

Selbst die dramatischste Entwicklung ist mit Sinn aufgeladen. Möglich ist das nur, weil alle diese kranken Menschen bei genauerem Hinsehen keine Beziehung erleben, sondern eine beinahe magisch aufgeladene Affäre. Keine der Figuren in den genannten Filmen muss sich mit dem Problem auseinandersetzen, das auftaucht, wenn ein Partner mehrere Monate immer wieder im Krankenhaus liegt, ein Kind versorgt werden muss, für das nur eine der beiden Personen verantwortlich ist, und man nicht in einer gemeinsamen Wohnung wohnt – was in unserer Situation vielleicht noch schlimmer gewesen wäre. Liebe in Zeiten der Krebserkrankung ist – so wird oft erzählt – nur im permanenten positiven Ausnahmezustand möglich. Die Idee dahinter ist nicht nur erzählerisch verlockend: Die große Liebe, die Leidenschaft, die Energie, die glückliche Momente zu zweit erzeugen, übertreffen die Angst, das Quälende und das Unerträgliche der Krankheit. Wie schön kann es sein, wenn eine Beziehung das leisten kann. Das Problem ist, dass in dieser Situation Krankheit und Beziehungen wechselseitige Funktionen zugewiesen werden, die beide gleichermaßen überlasten. Die Krankheit soll als Ausnahmezustand beweisen, dass die Beziehung in der Lage ist auch die schwierigste Zeit zu überstehen, die Beziehung wiederum soll den Krankheitsalltag erträglicher machen.

Hinter beiden Ansprüchen verbergen sich Narrative: das des sinnstiftenden Leidens und das der unsterblichen Liebe. Beide sind keine grundsätzlich leeren Erfindungen. Leiden und Krankheit können Sinn erzeugen, Perspektiven verändern und neue Denkräume öffnen, Liebe und Beziehungen sind dazu in der Lage in Zeiten großer Angst und Verwirrung Halt zu geben. Doch wenn beide Konzepte jeweils auf ihre Funktionen reduziert werden, spannen sich die Anforderungen so sehr, dass beides unerträglich wird: Die Krankheit ebenso wie die Beziehung. Ich kam an diesen Punkt, an dem ich im Krankenhaus lag, am Ende der Kräfte und stundenlang auf mein Handy starrte, weil ich auf eine Nachricht wartete, die nicht kam. Momente, in denen ich Zuneigung und Aufmerksamkeit wollte und feststellen musste, dass beides nicht möglich war. Und nicht immer lag das daran, dass ein Kind versorgt werden musste. Die Beziehung wird in diesen Situationen zur zusätzlichen Herausforderung und wirkt eben nicht stärkend, sondern schwächend.

Entscheidend wäre in einer solchen Situation eine Balance entstehen zu lassen, die beiden Partner:innen jeweils das ermöglicht, was sie brauchen, um mit der Phase der Krankheit zurechtzukommen. Für die kranke Person bedeutet das, nicht zu erwarten, dass der andere Mensch sein ganzes Leben nur an der Krankheit ausrichtet, und für die gesunde Person heißt es, sich darauf einzulassen, für mehrere Monate – wenn nicht Jahre – eine Beziehung auf einer angespannten Grundlage zu führen.

> «Wollte sie sich's vielleicht zum Vorwurf machen, daß sie nach ungezählten Stunden tödlicher Abspannung auf eine Minute sozusagen zu sich kam? War es nicht ihr gutes Recht, ihrer Existenz überhaupt nur inne zu werden? Sie war ja gesund, sie war jung, und von überall her, wie aus hundert Quellen auf einmal, rann die Freude des Daseins über sie.»[78]

Diese Spannung erfährt auch Marie, als ihr bewusst wird, dass nicht sie krank ist, aber sie ihr Leben an das des kranken Felix angepasst hat. Felix wiederum muss erkennen, dass eine Unwucht ihre Beziehung erfasst hat, weil Marie theoretisch die Möglichkeit hat, Vergnügen zu erleben und auszugehen, während er diese Freuden im Angesicht der Krankheit nicht ertragen kann. Die Diskrepanz dieser Positionen wird Felix klar, als er beim Anblick einer Feier äußert: «Wir gehören nicht dorthin,» und sich kurz darauf korrigiert «Ich wenigstens». Maries Reaktion in diesem Moment ist entsprechend, sie merkt, «daß sie nicht so tief gerührt war als sonst. Aber sie erklärte sich das; sie hatte es nun oft gehört, und dann übertrieb er ja offenbar.»[79] So sehr kenne ich diese Spannung, dass ich jetzt, da ich die Szene wieder lese, kurz grinsen muss. Felix' Aussage ist die implizite Aufforderung an Marie ihm zuzustimmen, dass sie *beide* nicht hierher gehören, weil sie als Paar ein Schicksal teilen. Als Marie nicht sofort reagiert, legt Felix nach und fordert ihren Widerspruch heraus. Sein Eingeständnis, dass nur er nicht hierher gehöre, soll bei Marie Schuld hervorrufen, die sich in Anteilnahme und Zuneigung äußern soll: Doch, wir gehören beide nicht hierher!, soll sie antworten. Während diese Dynamik zu Beginn einer Leidensphase noch funktionieren kann, nutzt sich der dramatische Effekt mit den Wochen und Monaten ab. Marie spürt, dass Felix' Verzweiflung und seine Frustration bei ihr nicht mehr die gleichen Mitleids- und Zuneigungseffekte auslösen, die Emotionen haben sich abgenutzt, im Gegenteil sie wirft ihm noch unausgesprochen Übertreibung vor.

Ich befand mich mehrfach in Felix' Position, wollte ein Zeichen der Anerkennung meiner Situation und die Versicherung der Zuneigung, ein wie auch immer ausgedrücktes *Ich bin bei Dir, uneingeschränkt.* Gleichzeitig spürte ich den Widerstand, den genau diese Forderung bei meiner Partnerin auslöste. Wenn ich sie nach einem Krankenhausaufenthalt besuchte und ihre ungeteilte Aufmerksamkeit wollte, während sie am Abend vorher mit Freund:innen unterwegs gewesen war oder ein Kind versorgen musste und zwei Lebensrealitäten aufeinanderprallten, die in diesem Moment nicht zueinanderfinden konnten. Dass sich diese Spannung eines Abends entlud, als sie im Krankenhaus die Beziehung beendete, obwohl ich zwei Tage später wieder vorübergehend entlassen worden wäre, lässt mich heute noch ratlos zurück. Die Surrealität dieses Moments, ich mit Tropf an einem Ständer neben mir, der in meine Brust lief, sie, die auf dem Weg in die Innenstadt auf der Station vorbeikommt, wir beide im Krankenhausflur, der heranziehende Februarabend, der Krankenhausgeruch, das Ende einer Beziehung, die wahrscheinlich auch unter anderen Umständen bald geendet hätte und dann die Leere der Krankenstation. Das Besprechungszimmer mit den grellen Neonlampen, in dem ich mit einem Freund telefonierte, weil ich die Anwesenheit meines Zimmernachbarn nicht ertragen konnte. Nicht Alleinsein zu können ist zehrend, es wird unerträglich, wenn man die Wand anschreien möchte.

Während einer Chemotherapie mit dem Ende einer Beziehung zurechtkommen zu müssen ist eine besondere Herausforderung. Ich geriet in eine Spannung aus dem Gefühl, dass ich eigentlich gerade andere Sorgen hätte, als mir über die Möglichkeiten einer gemeinsamen Zukunft

Gedanken zu machen, die es eigentlich – wenn ich ehrlich zu mir war – von Beginn an nicht gegeben hatte, und dem Gefühl, dass gerade die Auseinandersetzung mit diesen Emotionen eine Ablenkung von den Strapazen der Therapie war. So quälend, anstrengend und zermürbend eine Chemotherapie insgesamt ist, gibt sie einem doch die Möglichkeit, sich mit anderen Dingen zu beschäftigen, weil man selbst wenig tun muss und gleichzeitig nicht in der Lage ist, sich durch einen Alltag abzulenken. Das Einzige, was von mir gefordert wurde – und das war schon genug – war zu einer bestimmten Zeit an einem bestimmten Ort zu sein und Behandlungen über mich ergehen zu lassen. Das so zu schreiben lässt es simpler erscheinen, als es in Wahrheit ist, aber es erfordert tatsächlich nicht sehr viel Organisationsaufwand oder ähnliches. Immer vorausgesetzt man ist versichert und hat keinerlei Verantwortung für einen anderen Menschen.

–

Die letzten drei oder vier Monate der Therapie habe ich als die quälendsten in Erinnerung. Die ersten etwa zehn Wochen bis zur Operation waren getragen von etwas, das man eine Euphorie unter umgekehrten Vorzeichen nennen könnte. Ich bin mit einer stoischen Kampfeslust in diese Zeit hineingegangen, bereit, einfach alles über mich ergehen zu lassen, standzuhalten. Eine Haltung wie Sisyphos, mit dem Unterschied, dass ich befürchten musste, der Stein würde über mich rollen, immer und immer wieder, nachdem ich ihn den Berg hochgerollt hatte. Audre Lorde schreibt in ihrem Krebstagebuch, sie sei im Krieg gewesen, auch Anne Boyer vergleicht die Chemotherapie mit Krieg, Wolfgang Herrndorf schreibt immer wieder vom Kampf gegen Krebs, gegen Sinnlosigkeit, gegen den Tod, und Susan Sontag erwähnt gar einen «Kreuzzug» gegen die Krankheit. Über die Kampf- und Kriegsmetaphern in der Beschreibung der Krebstherapie ist auch in diesem Essay schon geschrieben worden und man wird kaum eine Auseinandersetzung mit der Krankheit finden, in der nicht in irgendeiner Form dieses Wortfeld aufgegriffen wird.

Ich glaube, das hat unter anderem damit zu tun, dass diese Metapher dem kranken Menschen zum einen selbst Handlungsmacht verschafft. Wer in den Krieg zieht, wer einen Kampf annimmt, der stellt sich nicht nur einer Gefahr, nein, er hat auch die Option zum Angriff. Der Krieger ist dem Feind nicht ausgeliefert, als kämpfendes Subjekt ist er dem Feind ein Gegner und stellt damit selbst eine Gefahr dar. Sich mit diesen Begriffen zu umgeben, macht den Weg frei selbst zu agieren. In der Linguistik bezeichnet man das Subjekt eines Satz, mit dem etwas geschieht als *Patiens*. Wurde ich behandelt, war ich ein Patiens. Dass der Ausdruck beinahe identisch mit *Patient* ist, ist kein Zufall. Die Begriffe sind etymologisch verwandt. *Patient* bedeutet so viel wie *derjenige, der etwas erduldet oder erleidet*. Kleidet man die Behandlung einer Krebserkrankung in Kampfmetaphern, dann wird aus dem Patiens/Patient nicht nur linguistisch sein agierendes Gegenüber, das Agens. Das Agens ist die semantische Rolle desjenigen Subjekts, das selbst handeln kann, das nicht passiv ist: Er kämpft gegen den Krebs, er hält durch, er gibt nicht auf.

Der sprachliche Unterschied liegt in der semantischen Rolle und überträgt sich auf den erkrankten Menschen.

Daraus ergibt sich zum anderen ein weiterer Effekt dieser Metaphorik. Dahinter stehen unzählige Narrative von Held:innen, die einen Kampf aufnehmen. Die erzählenden Medien sind voll von Geschichten über Menschen, die in vermeintlich aussichtslose Schlachten ziehen und siegreich daraus hervorgehen, die mit Gebrüll und Wut auf einen Feind zustürmen, die mit der Macht der Verzweiflung Großes leisten. Diese Figuren stehen meistens auf der ethisch richtigen Seite, sie gewinnen ihre Kämpfe, weil sie für das Gute kämpfen – dadurch können sie selbst gegen scheinbar übermächtige Gegner bestehen. Und wer würde nicht sagen, dass der Mensch im Kampf gegen den Krebs auf der Seite des Guten steht? Heldengeschichten wie diese haben immer auch die Funktion einen Teil des Mutes dieser Figuren auf den Rezipienten zu übertragen. Sich selbst als kämpfenden Helden in der Auseinandersetzung mit einem Feind zu sehen, ist also auch eine Strategie sich emotional gegen das zu wappnen, was einem während einer Chemotherapie bevorsteht.

Mit dieser emotionalen Rückendeckung hatte ich meine Chemotherapie begonnen. Aber genauso wie Euphorie mit der Zeit nachlässt, wie Kampfesmoral irgendwann schwindet, war auch diese wütende Lust die Therapie durchzustehen, irgendwann verschwunden und einem zehrenden Ausgelaugtsein gewichen. Die Straßenbahnfahrten mit dem Rollkoffer zum Krankenhaus inmitten von Menschen, die einem Alltag nachgingen, wurden zur Routine, die

Voruntersuchungen vor einer weiteren Runde mit hoch-
giftigen Medikamenten wurden zur Fließbandabfertigung.
Doch auch hier weicht der Mensch wieder auf Selbstin-
szenierungen aus, brüstet sich mit Erfahrung, zieht Kraft
daraus, dass er sich nach einer gewissen Zeit in einem
Umfeld sicher bewegt, wo die meisten Menschen unsicher
und ängstlich warten. «Ich kenne den Weg, ja, zur Blutab-
nahme, dann zum Herzecho, ich weiß Bescheid.» Immer
selbstbewusst hinschauen, wenn der Zugang gelegt wird,
wenn die Nadel in die Ader dringt, kein Zucken mehr, man
kennt es ja. Ich bin wieder da, hallo.

Doch das ist nur das Schauspiel, das der Patient vor
sich selbst und anderen spielt, die Performance, die die
Trägheit und die Angst verdeckt, die sich durch die Tage
zieht. Mit den Monaten wird all das zum Waten durch
einen zähen Kreislauf. Das Unwohlsein, das die Therapie
auslöst, zum Grundrauschen, das den Körper auszehrt.
«Ein Krankenhausaufenthalt ist wie eine sehr lange Reise,
ein ununterbrochenes Vorüber von Leuten, Maßnahmen
oder Ritualen, um die Zeit auszufüllen,»[80] schreibt Hervé
Guibert über seine Zeit in der Klinik, als er, geschwächt
durch eine AIDS-Erkrankung, am Zytomegalievirus leidet.

Am schlimmsten ist das Abgeschlossensein von der
Außenwelt und ihrem Alltag an einem Ort, der alles andere als angenehm ist. Das Krankenhaus sei die Hölle,
äußert Guibert, die Hölle, das sind bekanntlich die anderen. Das ununterbrochene «Vorüber von Leuten» betrifft
Ärzt:innen, Pfleger:innen ebenso wie andere Patient:in-
nen. Keiner dieser Menschen war darauf aus, mir etwas zu
Böses zu wollen, im Gegenteil, das Krankenhauspersonal

hat für gewöhnlich nichts anderes im Sinn, als den Aufenthalt so erträglich und gleichzeitig so effektiv wie möglich zu gestalten, und die anderen Patient:innen versuchen auf ihre Weise mit den gleichen Herausforderungen zurechtzukommen wie man selbst. Und dennoch wurden für mich andere Menschen zum unerträglichen Faktor und die meisten dieser Menschen waren vollkommen unschuldig daran. Was soll man einem Mann im Nachbarbett vorwerfen, der die Tränen nicht zurückhalten kann, weil er nicht an der Kommunion seiner Tochter teilnehmen kann und deswegen laut Gott fragt, warum er das zulässt? Persönlich empfand ich das als nicht-gläubiger Mensch unangenehm. Das Recht mich im Stillen daran zu stören, konnte mir niemand verwehren. Alles andere musste ich ebenso still ertragen, wie meine Mitpatient:innen meine Launen oder meinen Umgang mit meiner Situation. Am liebsten war ich allein.

Die Auseinandersetzung mit anderen Menschen, die an Krebs erkrankt waren, machte mich nervös. Vielleicht habe ich nie akzeptiert wirklich dazuzugehören, so zu sein, wie die anderen Krebspatient:innen, vielleicht war das mein Weg, mit Krebs umzugehen, vielleicht war das ein Fehler. Anne Boyer beschreibt ähnliche Emotionen. Krebspatient:innen sähen andere Menschen in der gleichen oder einer ähnlichen Lage «nicht immer als Genoss:innen, sondern als abschreckende Beispiele – eine Tragödie, in der wir, bitte, nicht mitspielen wollen – oder jemand weniger Krankes, den:die wir beneiden.»[81] Die anderen Menschen, die an der gleichen Krankheit leiden, sind im Falle einer guten Prognose oft keine Mitstreiter:innen im Kampf gegen das gleiche Leiden, sondern der lebendige Hinweis, dass eine gute Prognose keine Sicherheit bietet und keine Garantie ist. Andere Patient:innen spiegelten mir einen möglichen Verlauf, der auch mich hätte betreffen können. Deswegen mied ich auch Selbsthilfegruppen. Ich wollte nicht mit Symptomen oder Nebenwirkungen der Therapie konfrontiert werden, die mich nicht betrafen, solange ich nicht in die Situation kam, mich mit ihnen auseinanderzusetzen zu müssen. Kein Krebs ist gleich und kein Krankheitsverlauf ist identisch. Deswegen raten Ärzt:innen auch vehement, sich nicht auf Statistiken zu stützen. Wie schwer es ist, Statistiken zu ignorieren, stellt auch Kalanithi fest, nachdem er selbst vom behandelnden Arzt zum Patienten geworden ist: In dem Moment, da er selbst zum Teil der Statistik geworden ist, habe sich sein Verhältnis dazu verändert. Auf einmal fällt es ihm schwer, sich als Individuum zu sehen und nicht als Teil einer großen Zahl an kranken Menschen, aus denen letztlich ein Mittelwert entsteht. Der Gedanke, die zehrende Therapie nicht alleine durchzustehen, sondern mit anderen Menschen, die potenziell nachempfinden können, wie es einem gerade geht, erscheint auf den ersten Blick als eine sinnvolle Idee – und für viele Menschen ist es das auch. Genauso ist Krebs aber ein Kampf gegen einen Feind, der niemals gleich reagiert, und so kann die Krankheit auch letzten Endes nur allein erlitten werden. Der Blick auf andere Menschen und deren Krankheit ist ebenso ein Vergleich wie der Blick auf Statistiken – beides kann ebenso Mut wie Angst machen. Mein Weg beides zu vermeiden war immerhin neutral – im Idealfall. Auch deshalb war ich am liebsten allein.

Aber ein Krankenhaus bietet kaum Möglichkeiten allein und ungestört zu sein. Es gebe im Krankenhaus keine Nacht mehr, äußert Guibert an einer anderen Stelle. Boyer geht soweit festzustellen, dass Krankenhäuser die Kranken nicht lange genug schlafen lassen, dass sie träumen können. Ich habe geträumt im Krankenhaus. Seltsame Halbschlafträume und Träume im Chemoschlaf, der so tief ist, dass das Aufwachen sich anfühlt, wie aus tiefstem Wasser gerissen zu werden. Aussagen über das Erleben von Krankheit haben oft die Eigenart, dass sie zur gleichen Zeit vollkommen korrekt und inkorrekt sind. Boyer und Guibert haben recht, es gibt keine Nacht im Krankenhaus, die Kranken bekommen nicht so viel Schlaf, wie sie bräuchten. Aber ebenso stimmt das Gegenteil. Mir waren die Abende und Nächte am liebsten. Am frühen Abend kehrt zumindest eine gewisse Ruhe ein, die Assistenzärzt:innen gehen größtenteils nach Hause, irgendwann übernimmt dann die Nachtschicht, schaut noch mal vorbei – aber alles kommt zumindest teilweise zur Ruhe. Und trotzdem läuft da ein Puls immer weiter. Die Maßnahmen und Rituale eines Krankenhauses sind der Basslauf eines Patient:innenalltags, der nie zur Ruhe kommen lässt. Gleichzeitig ist die Monotonie der Station ebenso zermürbend. Der:die Patient:in befindet sich im steten Widerstreit zwischen der Routine aus Abläufen, die eine gewisse Sicherheit bedeuten – wenn die Routine eingehalten wird, läuft alles nach Plan – und der daraus entstehenden Monotonie, die in all der klinischen Reinheit eines Stationsalltags unerträglich wird. Das Problem ist die innere Unruhe, die daraus entsteht, dass Routine Sicherheit und Gefangensein zur gleichen Zeit bedeutet. Jeder Ausbruch aus dem ritualisierten Alltag der Klinik bedeutete die potenzielle Gefahr einer Veränderung.

Als ich einige Wochen nach der Operation wieder einmal ins Krankenhaus kam, beschloss der Arzt bei der Aufnahmevisite, dass die Schwellung am operierten Knie untersucht werden solle. Mein Knie hatte sich seit Wochen nicht verändert, um genau zu sein hat es sich bis heute, wenn ich das hier schreibe, nicht verändert. In meinem Knie befindet sich eine Flüssigkeitsansammlung, damals wie heute. Meine Blutwerte hatten seit Wochen keine Entzündungshinweise gezeigt, die Schwellung war nicht erhitzt, ich hatte keine ungewöhnlichen Schmerzen oder Fieber. Dennoch entschied dieser Arzt, eine Untersuchung sei notwendig – alle anderen, die mich in den Wochen zuvor aufgenommen hatten, hatten dem keine Beachtung geschenkt. Für ihn war das lediglich eine Vorsichtsmaßnahme – *due dilligence* wie man im US-amerikanischen Englisch sagen würde – für mich aber war es ein Ausbruch aus der Routine, der eine Reihe von Effekten nach sich zog. Am sichersten fühlte ich mich, wenn ich auf die Station kam, die Therapie für ein paar Tage durchlief und dann die Station wieder verließ. Nun wurde ich in eine andere Abteilung gebracht, musste dort warten, niemand dort kannte meine Krankengeschichte, es war nur bekannt, ich könnte eine Entzündung im Knie haben, Ärzt:innen sprachen von Operation, von Tests, die gemacht werden mussten, während ich verzweifelt versuchte zu erklären, dass mein Knie seit Wochen in diesem Zustand war, ich kein Fieber hatte oder gehabt hatte und dass es mir alles in allem gut ging. Nach einigen Stunden kam ich zurück auf meine Station und alles war wie vorher. Das sind gewöhnliche Abläufe, die mit Sicherheit einen Sinn haben, aber sie versetzten mich in Unruhe und Sorge, während ich nur versuchte, stoisch durch die Therapierunden zu kommen. Jede Veränderung bedeutet das Potenzial, dass irgendetwas nicht stimmt, dass die Therapie länger dauert als geplant oder dass, im schlimmsten Fall, weitere Behandlungen nötig werden. Doch auch die Ruhe und Gleichmäßigkeit des Klinikalltags kann mit der Zeit unerträglich werden.

Die COVID19-Pandemie hat viele Menschen gelehrt, Monotonie zu ertragen. Wenn möglich zu Hause bleiben und möglichst wenige Menschen treffen, das waren die zentralen Aufgaben, die die Menschen erfüllen sollten, die nicht im Gesundheitswesen tätig waren und zum Arbeiten nicht zwingend das Haus verlassen mussten. Was sich in diesem Kontext zumindest weitgehend so angenehm wie möglich gestalten ließ – das Bleiben an einem Ort, die Beschäftigung mit dem, was sich in der nächsten Nähe befindet oder über das Internet erreichbar ist – , ist im Krankenhaus nicht möglich. Das beginnt bei der offensichtlich fehlenden Privatsphäre und endet bei scheinbar unbedeutenden Dingen wie der Farbe der Wand und unvorstellbaren Kleinigkeiten wie den Kalendersprüchen auf dem Essenstablett. Das Krankenhaus wird über die Monate zu einem Raum, der mit Eindrücken und Assoziationen gefüllt ist, die sich in den Gegenständen, die sich in dem Raum befinden, festsetzen: Der altweiße Beistelltisch mit der angerauten Oberfläche, die fast stechend weiße Bettwäsche, die raschelt wie altes Laub und auf der sich jedes

Mal bereits nach wenigen Stunden Spuren meines Körpers und meines Tages ablagerten, Haare vor allem, anfangs als ich noch Haare hatte, die ich verlieren konnte, später dann nur noch Flecken von Essen und Getränken, der metallisch kühle Rahmen des Bettes, der billige Druck eines bedeutungslosen Gemäldes an der Wand – aufgehängt mehr aus Verlegenheit ob der sonst so kahlen Tapete als aus bewusstem Sinn für Ästhetik. Das Badezimmer als Ort, an dem ich mich meistens übergeben habe. Wie alles im Krankenhaus eine Routine hat, entwickelte sogar mein Körper eine Routine, wie er auf die Behandlung mit der Chemotherapie reagierte. Nach einigen Wochen hatte ich festgestellt, dass ich immer im gleichen Rhythmus auf die unterschiedlichen Stoffe reagierte. Bei dem einen musste ich mich nie übergeben, nur eine leichte Übelkeit hing in meinem Oberkörper wie faule Äpfel, die sich noch nicht von den Ästen gelöst haben. Das andere Mittel jedoch führte zuverlässig nach wenigen Stunden zu kurzer heftiger Übelkeit, worauf ich mich ein- oder zweimal übergeben musste.

Die Gegenstände dieses Raumes sind mit Empfindungen verbunden, die sich über die Monate tief in den automatischen Reaktionen des Organismus eingenistet haben, kleine Traumata, die auch nach Jahren von unscheinbaren Dingen hervorgeholt werden, von Anblicken, Gerüchen und Berührungen. Der Gelbton des Zytostatikums Methotrexat, der sich unaufhaltsam überall verteilte, weil der Körper den Stoff über den Urin ausscheidet und kleine Flecken auf der Unterhose, auf dem Bettlaken oder der Toilette auftauchten, diese Farbe löst in mir heute noch ein Gefühl des Unwohlseins aus. Es ist keine Übelkeit, vielmehr eine kurze Ahnung, eine Erinnerung an Empfindungen, die sich nicht in konkrete körperliche Reaktionen fassen lassen. Während es sich hierbei noch um eine klare Verbindung handelt, gibt es weitaus diffusere, die sich aber ebenso über Wochen und Monate einbrennen. In manchen Momenten blicke ich heute auf eine Gabel, die auf dem Esstisch vor mir liegt und werde zurückgeworfen in die unbewusste Erinnerung an das Körpergefühl, das ich empfunden habe, wenn ich das Essensbesteck auf dem Nachttisch sah, während mir die Übelkeit den Körper hinaufkroch. Das weiße Handtuch in einem Hotelbad fühlt sich auf einmal an wie das ebenso weiße Handtuch im Krankenhaus, das über die empfindliche Haut meines Körpers reibt, der durch die Chemotherapie jede Berührung stärker empfindet als sonst. Scheinbar kleinste Alltäglichkeiten sind für mich noch heute wie mit einer unangenehmen Schicht belegt, die hin und wieder Reaktionen auslösen – nicht immer. Diese Trigger wirken nur manchmal, nicht jeder Anblick einer Gabel löst bei mir Unwohlsein aus, aber es sind eingebrannte Empfindungen, die plötzlich auftauchen.

Das alles entsteht erst nach Monaten, dann wenn die mühsamen Routinen zur Qual werden, die keine schmerzhaften Höhepunkte, sondern nur noch gleichmäßiges Ertragen kennt. Wenn das Essen schal schmeckt, weil die Geschmacksnerven im Kampf gegen den Krebs gelitten haben, wenn die Mundschleimhaut wunde Stellen hat, die nur Suppe als Nahrung zulassen, wenn die Füße zu kribbeln beginnen, weil die äußeren Nerven des Körpers in Mitleidenschaft gezogen werden, die Haut sich spannt, sodass du die Kleidung anders auf dem Körper spürst, wenn alles um dich herum und der eigene Körper nach etwas riechen, das du nicht in Worte fassen kannst, wenn gewöhnliche Geräusche klingen wie aus alten Lautsprechern übersteuert und die Haut den fahlgelben Ton nicht mehr ganz verliert – wenn all das mal mehr, mal weniger die Tage bestimmt, während draußen das Leben weitergeht und ein Winter endet, dann werden aus wenigen Monaten gefühlte Ewigkeiten.

Meine Chemotherapie war ein Winter. Als dieser Winter in einen Frühling überging, schien auch meine Therapie ihrem Ende entgegen zu gehen. Es ist ein Unding der Zeit, dass sie relativ ist. Als Ende Februar die ersten Tage kamen, in denen die Sonne sich wieder wärmer anfühlte, lagen immer noch mehr als zwei Monate mit wechselnden Krankenhausaufenthalten vor mir. Noch wochenlang würde sich alles mehrfach wiederholen. Ich hatte den Fehler begangen, mir zu früh ein Ende dieser Zeit vorzustellen. Die Operation bildete nur im Kontext der Behandlung den Höhepunkt, nicht aber in ihrem zeitlichen Verlauf. Bereits nach einem Drittel der Zeit war ich operiert worden. Das bedeutete, dass ich nach dem Eingriff das Gefühl hatte, das Schlimmste überstanden zu haben, dass es nun also im positiven Sinne bergab gehen würde, hinab ins frühlingshafte Tal. In Wahrheit aber folgten noch über vier Monate, während um das Gebäude, in dem ich meist mehrere Tage die Woche verbrachte, der Freiburger Frühling begann.

6. Auf dem Weg hinaus

«Hier ist *Einfried*, das Sanatorium! Weiß und geradlinig liegt es mit seinem langgestreckten Hauptge-
bäude und seinem Seitenflügel inmitten des weiten
Gartens, der mit Grotten, Laubengängen und kleinen
Pavillons aus Baumrinde ergötzlich ausgestattet ist,
und hinter seinen Schieferdächern ragen tannengrün,
massig und weich zerklüftet die Berge himmelan.»[82]

Im Zentrum von Thomas Manns Novelle *Tristan*, die man
als die kondensierte Vorstufe seines Opus Magnum *Der
Zauberberg* bezeichnen könnte, steht das Sanatorium *Einfried*. Noch bevor eine der zahlreichen skurrilen Figuren
erwähnt wird, die die burleske Erzählung bevölkern, bekommen die Leser:innen eine Vorstellung davon, wie die
Lungenheilanstalt aussieht, in der Gabriele Klöterjahn ihre
letzten Wochen verbringen wird. Klinikgebäude und insbesondere Sanatorien für Lungenkranke werden um die
Zeit des Fin de Siècle zu Orten von besonderer kulturel-
ler Relevanz. Neben Kaffeehäusern scheint sich vor allem
in diesen Gebäuden eine Stimmung zu manifestieren, die
das Flair dieser Jahrzehnte besonders gut verkörpert. Lun-
gensanatorien sind in der Kunst des frühen 20. Jahrhunderts Orte morbider Eleganz, des Geisteslebens und der
Kunst. Heilstätten wie *Einfried* oder der *Berghof* in Manns
Zauberberg sind Räume, die außerhalb des gewöhnlichen
Lebens stehen. In ihrer heterotopischen Qualität sind sie
Orte, an denen die Regeln der Gesellschaft nicht gelten,

an denen Müßiggang statt Mühsal herrscht. Nur dort, so scheint es, können Menschen wie die hold und edel an der Lunge leidende Gabriele existieren.

Natürlich verdecken die dick gepolsterten Sessel, das vergoldete Besteck, die Einrichtung im Empire-Stil nur die Tatsache, dass an diesen Orten auch und nicht zu selten gestorben wird. «In stiller Nacht wird der wächserne Gast beiseite geschafft, und ungestört nimmt das Treiben in Einfried seinen Fortgang,»[83] heißt es bei Thomas Mann. Doch genau dieser untergründige Tod, der all diesen schlossartigen Gebäuden in ihren Zweck eingeschrieben ist, fügt ihnen eine Ebene des Schauerns hinzu, die sich heute noch in leer stehenden Klinikgebäuden in Filmen, Videospielen und der Realität als zweite Ebene findet. Diese bedeutungs- und einrichtungsüberfrachteten Orte des Fin de Siècle sind zu den Horrorstätten des 21. Jahrhunderts geworden. In den verlassenen Sälen der Beelitzer Heilanstalten vor den Toren Berlins tummeln sich neben den Tourist:innen auch die Geister all der Figuren, die hustend und röchelnd die Literatur und die Kunst um das Jahr 1900 bevölkern. In ihrer Abgeschiedenheit, ihrer Bauweise und in all den kulturellen Ablagerungen der letzten Jahrhunderte haben sich diese Orte eine Atmosphäre erhalten, die sie zu erzählenden Orten macht.

Heute noch ähneln Krankenhausgebäude häufig Festungen, selbst wenn sie sich mitten in der Stadt befinden. Die Funktionsbauten, die häufig in den ersten Jahrzehnten des 20. Jahrhunderts im neusachlichen Stil gebaut wurden, mit mehreren Seitenflügeln und einer Parkanlage im Inneren, sind der Klosterarchitektur nachempfunden und strömen fast gezwungenermaßen den gleichen ehrfürchtigen Grundeindruck aus. Die langen Flügel mit ihren ineinander übergehenden Stationen, die Innenhöfe, in denen üppige Bepflanzung, Kopfsteinpflasterwege und kleine Wasserläufe den Eindruck eines Ortes der Entspannung erzeugen sollen, sind ebenso typisch für diese Gebäude wie die ästhetische Spannung aus modernster steriler Medizintechnik und pompösen Verzierungen, die auf das Alter und die historisch-kulturellen Schichten dieser Architektur hinweisen.

Den Innenhof der Freiburger Universitätsklinik betritt man zudem durch ein großes Tor, das wirkt, als würde es den Eingang zu einem Schloss markieren. Das damalige Gebäude der Tumorbiologie, in dem die Station untergebracht war, auf der ich die meiste Zeit verbrachte, liegt jedoch außerhalb dieses Komplexes und ist relativ modern. Wie der eigentlichen Klinik vorgelagert fügt es sich fast unscheinbar in den Übergang zwischen den Stadtteilen Stühlinger und Betzenhausen ein. Man ist dadurch abgeschnitten vom hektischen Alltag eines Krankenhauses und nur selten durchbricht etwas die stille Geschäftigkeit einer Station, auf der kaum Notfälle vorkommen, sondern nur eine quälende Trägheit herrscht, die den Menschen, die dort mit ihren Infusionsständern durch die Gänge laufen, ins Gesicht geschrieben ist. Krebsstationen sind wie die Krankheit, die auf ihnen behandelt wird: Ruhig, auf den ersten Blick unscheinbar und das Kranke spielt sich meist im Unsichtbaren ab. Oft geschieht dort lange nichts, nur die Körper werden still ausgezehrt und die Gerüche von parfümloser Seife, gestärkter Wäsche, aufgewärmtem Kantinenessen, Desinfektionsmitteln und kranken Körpern hängen in der Luft. «Bett stinkt bei Bett,» heißt es in Gottfried Benns *Mann und Frau gehn durch die Krebsbaracke*. Was für das frühe 20. Jahrhundert gestimmt haben mag, ist heute kein Gestank mehr, es ist ein Nichtgeruch, der sich aus unzähligen Gerüchen zusammensetzt und selbst bei geöffnetem Fenster den Raum kaum verlässt, weil er sich in den Geruchsnerven festsetzt – zumindest fühlt es sich so an. Man trägt ihn mit sich, wohin man auch geht in diesem Haus. An manchen Tagen konnte ich mich für einige Stunden ohne Infusion bewegen, im großen Speisesaal im Erdgeschoss frühstücken oder Mittagessen gehen. In den unteren Stockwerken befindet sich eine Rehaklinik für Krebspatient:innen, sodass den noch in Behandlung Befindlichen stets ihre erhoffte Zukunft vor Augen geführt wird.

Auch dieses Gebäude besitzt einen kleinen Innenhof, der lose dem nachempfunden ist, was man sich in Westeuropa unter einem chinesischen Garten vorstellt, was in diesem Fall heißt, dass er durchzogen ist, von einem großflächigen Koiteich, der über kleine Holzbrücken begehbar ist. Auf den schmalen Rasenflächen daneben stehen Skulpturen, die an antike Statuen in römischen oder griechischen Gärten im Mittelmeerraum erinnern. Das alles bildet in seiner kulturellen Kontrastfthaftigkeit eine seltsame Mischung aus unterschiedlichen Objekten, die mit Entspannung, Urlaub und Müßiggang assoziiert werden. Als wollte man die Menschen, die hier in der Sonne sitzen oder vorsichtigen Schrittes über die kleinen Brücken gehen, darauf hinweisen, dass sie sich unbedingt entspannen müssen, um gesund zu werden. Ein mit aller Kraft der objekthaften Symbolik herbei konstruierter *locus amoenus* inmitten eines *locus terribilis*, dessen billige Skulpturen mich manchmal bis in die Träume verfolgten, die ich ein paar Stockwerke darüber in den giftigen Nächten träumte. Tagsüber in diesen warmen, frühlingshaften Märztagen lag ich also auf einer der Liegen in dieser kleinen Parkanlage und wartete darauf, dass die Tage und Wochen vergehen würden.

Mit jedem schönen Tag, der durch die Fenster der Klinik kam, mit jedem warmen Abend und den Nachrichten von Menschen, die im nahegelegenen Seepark saßen, wurde ich ungeduldiger. Meine Therapie war zum Zustand geworden, den es zu überwinden galt. Sie kam mir geradezu sinnlos vor, keine Metastasen waren gefunden worden, der Tumor war entfernt worden, ich galt als krebsfrei, ich konnte den Umständen entsprechend gut laufen – das Warten auf das Ende der Therapie erschien wie das Warten auf das Ende einer Gefängnisstrafe. Auch mein Körper schien mir signalisieren zu wollen, dass er zu Kräften kam, was eigentlich ungewöhnlich war, denn schließlich bekam ich weiter im gleichen Rhythmus hochgiftige Medikamente zugeführt, deren Nebenwirkungen sich eigentlich mit jedem Mal verstärken können. Bei manchen war das auch der Fall, aber einige Wochen vor Ende der Therapie begannen auf einmal meine Haare wieder zu wachsen. Als wollte sich der Körper auf die Zeit danach vorbereiten, tauchte auf meinem vormals kahlen Schädel ein dünner Flaum auf, fast mehr ein zartes Fell als Haare.

Das nahende Ende einer gut verlaufenden Krebstherapie ist ein ambivalentes Ziel, das zu erreichen man kaum erwarten und gleichzeitig bedrohlich finden kann. Eine Krebserkrankung teilt das Leben in ein Davor und ein Danach. Das hat weniger oder zumindest nicht grundsätzlich mit den körperlichen Folgen zu tun, die eine solche Erfahrung nach sich zieht, sondern mit all den Assoziationen, Mythen, Erzählungen und Ängsten, die mit dieser Krankheit verbunden und die Teil dieses Textes sind. Krebs ist nicht nur eine Krankheit des Körpers, sie wird unweigerlich zu einer der Psyche, denn die Psyche ist es, die den Körper durch diese Zeit tragen muss und umgekehrt. Sontags Krankheit als Metapher wirkt nicht nur vor und während der Erkrankung, sondern auch danach. Mentale Stärke und Resilienz werden den kranken Körper nicht heilen, den Tumor nicht zurückdrängen und die Metastasen nicht aufhalten, aber sie sind unabdingbar, um über die Monate der physischen Strapazen nicht den Kopf zu verlieren.

Das grundlegende Problem, vor dem ich am Ende meiner Therapie stand, war bereits hier Thema: Es gibt kein wirklich tragfähiges Narrativ für die Zeit danach. Menschen überleben die Krankheit, sogar verhältnismäßig viele, einige schreiben auch darüber, aber es scheint, als sei die Zeit danach noch individueller als das Erleben von Krankheit und Therapie. Es stellt sich zudem unweigerlich die Frage, ob es eine Zeit danach gibt. Natürlich ist die akute Behandlung irgendwann vorbei, der Krebs ist im Idealfall verschwunden – vorerst zumindest. Es folgen Untersuchungen, Unsicherheit und Unwägbarkeiten, hört man auf Krebspatient:in zu sein? Susan Gubar stellt zu Beginn ihres Buches über ihre Krankheit fest, es handle nicht von denjenigen, die mit Recht glauben oder glauben müssen, ihr Krebs sei heilbar. Selbst in der Krankheit sind nicht alle gleich. Gubars Geschichte ist eine andere als meine, sie lebt seit 14 Jahren mit Krebs, sie wird den Krebs nicht besiegen, aber auch sie ist von der Krankheit nicht besiegt worden. Wie lange muss man mit Krebs leben, um sterben zu können, ohne besiegt worden zu sein? Ihre Warnung zu Beginn ihrer Betrachtungen ist keine Abwehr, es ist kein Ausschluss von Leser:innen, es ist ein Hinweis: Wenn Dein Krebs heilbar ist, mach Dir nicht zu viele Sorgen beim Lesen dieses Buches, es geht nicht um Dich, sei froh. Anne Boyer reflektiert am Ende ihres Buches über ihr Schreiben und über den Tod. Ihr Abschluss ist eine poetologische Überlegung über die Entstehung ihres Buches, über die Frage, wie man von Krankheit schreiben kann. Auch Tig Notaro lebt, hat etwas überstanden, aber ist sie geheilt? Sie hat sogar Kinder bekommen, nicht biologisch sie selbst aber mit ihrer Partnerin. Ihr Buch endet jedoch mit der Entscheidung, sich selbst Eizellen entnehmen zu lassen, um ein Kind bekommen zu können, trotz des Risikos, dass die Anreicherung durch Hormone ihre Krankheit wieder entfachen könnte. Am Ende steht der Wunsch nach einem Leben danach, der stärker ist als die Vermeidung der Krankheit. Auch Sontag, die ganz am Ende ihres Lebens doch einer Krebserkrankung erlegen ist, hat mit ihrem Essay ein Überleben markiert. Die erste Erkrankung in den 1970er Jahren hatte sie überlebt.

Andere haben nicht überlebt oder haben ihr Leben selbst beendet, bevor es die Krankheit getan hätte. Wolfgang Herrndorfs Tagebuchaufzeichnungen scheinen gegen Ende auszublenden wie eine leiser werdende Stimme. Aus längeren Abschnitten bleiben am Ende nur noch Sätze oder gar Phrasen, als sei sein vom Tumor übermanntes Hirn nicht mehr in der Lage gewesen, umfangreichere Gedanken zu fassen. In den letzten Wochen bestimmen Eintragungen zu seinem literarischen Schreiben das Tagebuch, letzte Texte werden bearbeitet, Freund:innen lesen sie ihm vor. Der letzte Eintrag wenige Tage vor seinem Suizid am Berliner Plötzensee ist nur ein Name und ein Punkt: «Almut.» Die Musikerin und Schriftstellerin Almut Klotz war einige Tage zuvor einem Krebsleiden erlegen. Der Punkt nach ihrem Namen ist wie eine finale Feststellung, eine Markierung für ein Ende, bevor Herrndorf selbst ein Ende setzte. Auch Schlingensief hat nicht überlebt. Sein Tagebuch endet jedoch lange vor seinem Tod, mehr als ein Jahr, er erlebt sogar die Veröffentlichung noch. Seine Aufzeichnungen schließen mit so etwas wie Akzeptanz, «Und jetzt fahren wir los.»[84] Ein Anstoß in einem Satz, eigentlich ein Beginn, der hier aber auf ein Ende weist, den Übergang in eine Zeit, deren Verlauf für ihn zu dem Zeitpunkt unbekannt ist. Anders Fritz Zorn, dessen Manuskript auf den 17. Juli 1976, etwa vier Monate vor seinem Tod, datiert ist: «Ich habe noch nicht kapituliert. Ich erkläre mich als im Zustand des totalen Krieges.»[85] Die ganze Wut über sein Aufwachsen, seine Situation und sein Leben, die Wucht des Textes kulminiert in einer Kampfansage, der ultimativen Kampfansage im letzten Satz. Wobei unklar ist, gegen wen genau sie sich richtet – gegen die Krankheit, gegen die Gesellschaft, gegen beide? Schließlich stirbt auch er.

Es ist ein Muster, das hier sichtbar wird, eines, das nur aus wenigen Beispielen entsteht und, das durch andere Beispiele vielleicht in Zweifel gezogen werden kann, aber hier sind es cis-Frauen, die die Krankheit überlebt und darüber geschrieben haben, wie sie weitergelebt haben. Die cis-Männer sind größtenteils gestorben. Von cis-Männern, die die Krankheit überlebt haben, liegen kaum Aufzeichnungen vor. Wenn cis-Frauen über Krebs schreiben, handelt es sich in den meisten Fällen um Tumorerkrankungen, die vor allem die weiblich gelesene Brust oder ebensolche primären Geschlechtsmerkmale betreffen. Das mag in erster Linie daran liegen, dass es sich dabei um Krebserkrankungen handelt, die vor allem jüngere oder cis-Frauen mittleren Alters betreffen – also solche, die sich meist mehr mit den Folgen der Krankheit auseinandersetzen müssen als alte Menschen, auch weil ihre Überlebenschancen größer sind. Das Schreiben ist dabei in den meisten Fällen auch eine Auseinandersetzung mit der gesellschaftlichen und cis-normativen Perspektive auf Frausein und mit dem eigenen Selbstverständnis. «Es gibt nur wenige Krankheiten mit ähnlich katastrophischen Folgen für Frauen wie Brustkrebs und noch weniger bringen ein vergleichbares Repertoire an Leid mit sich.»[86] Ganz bewusst bezieht Boyer diese Feststellung nicht nur auf die körperlichen Folgen, sondern auch auf die Auswirkungen der Krankheit, die die Wahrnehmung der Frauen in der Öffentlichkeit betreffen. Den Verlust der

Brust beschreibt Christiane Lenker als den Verlust eines «wichtigen Attribut[s]' ihrer Weiblichkeit» und quält sich mit Gedanken über fehlende sexuelle Attraktivität. Audre Lorde lehnt sich mit spürbarer Wut dagegen auf, der unausgesprochenen Verpflichtung nachzugeben, eine Brustprothese zu tragen, obwohl sie sogar vom Pflegepersonal darum gebeten wird, um die anderen Patientinnen nicht zu verunsichern. Prothesen, so Lorde, würden das leere Wohlbefinden vermitteln, dass niemand den Unterschied sehen könne. Doch genau darin liegt für sie der Fehler. Die Folgen der Krankheit und des Überlebens zu verstecken, hieße zu leugnen, dass etwas geschehen ist, dass sie als Person etwas durchlebt hat, was sie verändert hat. Ihre Weigerung die sichtbaren Folgen unsichtbar zu machen, ist gleichzeitig eine Anerkennung des eigenen Kampfes und der eigenen Siege über den Krebs.[87]

Die schriftliche Konfrontation mit der Krankheit im Rückblick ist daher für cis-Frauen offenbar häufig eine Neuausrichtung des Selbst, ein Versuch die Frage zu beantworten, was diese Erfahrung und diese Veränderung mit dem eigenen Selbstverständnis als Mensch und als Frau im Besonderen gemacht haben. Gleichzeitig liegt die Vermutung nahe, dass erst das überstandene Leid ausreichend Raum bietet, um die eigenen Gedanken zu ordnen und aufzuschreiben. Auffällig wenig Tagebücher krebskranker cis-Frauen liegen vor, die direkt aus der Zeit der Krankheit berichten.[88] Der Gedanke liegt nahe, dass die Pflicht zur Sorgearbeit trotz Krankheit, die Frauen gesellschaftlich auferlegt wird, hier die Kraft und die Kapazitäten einnimmt, die Männer, in der gleichen Lage eher zur Verfügung haben. Männern und Kindern würde das Krankenblatt von Frauen ausgefüllt, Frauen füllten ihr eigenes Krankenblatt aus, schreibt Audre Lorde.

Arthur Frank ist der einzige Mann, der im Verlauf meiner Recherchen zu diesem Buch eine größere Rolle gespielt hat, der noch lebt und seine Krankheit im Nachhinein thematisiert hat. Es scheint, als würden sich die meisten cis-Männer, die weiterleben, rückblickend nicht schreibend mit ihren Erfahrungen auseinandersetzen. Wenn sie es tun, dann während der Phase des Krankseins und im Angesicht des wahrscheinlichen Todes, sozusagen als Berichte aus dem Feld, Aufzeichnungen in den Stunden der Einsamkeit von Therapie, Sorge und Verzweiflung, häufig in Form von Tagebüchern. Es sind so gesehen Kriegstagebücher aus einem Feldzug gegen den Feind im eigenen Körper. Ihre Texte lesen sich dann manchmal wie ein Auflehnen gegen das Verschwinden in der Gewissheit des Endes. Herrndorf äußert sogar, er hätte das Tagebuch nicht begonnen, wenn er an Prostatakrebs erkrankt wäre. Nur der Gehirntumor, insbesondere das Glioblastom – in seinen Worten der Rolls-Royce unter den Krankheiten – hat die ausreichende Dignität, um die Krankheitszeit und ihre Auswirkung diarisch festzuhalten.[89] Wenn cis-Männer über ihre Krebserkrankung schreiben, handelt es sich daher oft direkt um eine Auseinandersetzung mit der *Conditio Humana*, es ist das große Ganze bezogen auf das Ich. Bei keinem wird das so deutlich wie bei Kalanithi. Die Krebserkrankung wird hier beinahe als eine Beleidigung im Angesicht der vermeintlichen Perfektion seiner Lebensplanung erfahren:

«Mit 36 Jahren hatte ich den Gipfel erklommen, ich konnte das Gelobte Land erblicken, von Gilead nach Jericho bis hin zum Mittelmeer. Ich sah einen tollen Katamaran auf diesem Meer, mit dem Lucy, unsere möglichen Kinder und ich am Wochenende Ausfahrten unternehmen würden. Ich konnte spüren, wie sich die Spannung in meinem Rücken lösen würde, wenn mein Arbeitspensum weniger und mein Leben leichter werden würde. Ich konnte sehen, dass ich endlich der Ehemann sein würde, der ich versprochen hatte zu sein.»[90]

Fast ist man versucht, von einem tragischen Moment im aristotelischen Sinne zu sprechen. In der Dramentheorie von Aristoteles ist der Sturz des Helden umso tragischer, je tiefer er fällt. Erst wenn die Fallhöhe ausreichend ist, wenn der Status, die moralische Integrität und der Charakter des Helden entsprechend hoch und unzweifelhaft sind, empfinden die Zuschauer:innen – so Aristoteles' Logik – das grausame Schicksal, das dem Helden widerfährt, besonders stark. Eine solche Fallhöhe scheint auch Kalanithi für sein Schicksal auftürmen zu wollen. Sein Sterben erscheint fast unerträglich angesichts der beinahe biblischen – die Anspielungen auf das Alte Testament sind kein Zufall – Perfektion, mit der er seine Position im Leben inszeniert. Man könnte gar soweit gehen, es als eine Abwertung anderer Schicksale zu verstehen, die nicht eine derartige christlich-heteronormative Idealwelt zerstören.

Kalanithis selbstinszenierte Fallhöhe liefert allerdings die Erklärung für ein Erzählphänomen aus dem Bereich der

Romane, Spielfilme und Serien: Fiktive Krebskranke überleben selten das Ende der Geschichte und wenn dann mit dem Wissen, dass sie doch bald sterben werden. Der hier bereits thematisierte klassische Aufbau von fiktionalen Krebserzählungen ist darauf angelegt, dass die kranke Figur am Ende stirbt. Erst durch den Tod oder das Wissen um den bevorstehenden Tod, kann das Leben zuvor noch einmal einen Höhepunkt erfahren. Die Schönheit des Lebens zuvor, wird erzähllogisch durch den Tod begründet und umgekehrt. In kaum einem Fall ist das so offensichtlich wie in *Das Schicksal ist ein mieser Verräter*, wo nicht nur die Figur stirbt, die eigentlich als wieder gesund galt, sondern wo durch den Tod auch die junge Liebe der beiden Protagonist:innen dramatisch endet. Augustus muss am Ende sterben, um die Aussage des Films zu bestätigen, dass gelebte Liebe selbst im Angesicht des Todes ihren Sinn und ihr Recht behält. Dass Martin und Rudi an ihrer Krankheit sterben werden, ist in *Knockin' on Heaven's Door* von Beginn an Teil der Funktionsweise der Handlung: Die letzte Reise ans Meer ergibt nur Sinn, wenn der Tod der beiden nur eine Frage der Zeit ist. Anders gesagt, der:die geheilte Krebspatient:in ist erzählerisch eine unpraktische Figur, weil durch ihn:sie die gewohnte Spannungskurve durchbrochen würde.

Was bedeutet das nun aber für jemanden, der wie ich nie ernsthaft damit konfrontiert worden war, dass es nach Ende der Therapie nicht weitergehen könnte? Begonnen hatte ich die Behandlung mit dem unausgesprochenen Plan, die Zeit der akuten Erkrankung als eine Unterbrechung anzusehen, nicht als einen grundsätzlichen

Richtungswechsel. Mein Leben im Frühjahr 2017, bevor ich die abschließende Diagnose erhalten hatte, schien mir einen ziemlich idealen Gang zu gehen, also sah ich selbst im Angesicht einer lebensverändernden Krankheit erst einmal keinen Grund, nach dem erfolgreichen Abschluss der Chemotherapie nicht dort anzuschließen, wo ich zuvor aufgehört hatte. Zwar hatte meine Beziehung diese Zeit nicht überstanden, aber das änderte nichts an meiner grundsätzlichen Haltung. Doch mit dem nahenden Ende der Therapie, mit dem heraufkommenden Frühling, schlichen sich Zweifel in diese Überzeugung. Es sind Zweifel, die aus verschiedenen Quellen genährt werden. Eine davon ist das Desiderat an exemplarischen Geschichten von der Zeit danach. Eine andere ist die metaphorische Kraft von Krebs, die eine eigene Kultur der Krankheit erzeugt. Vielleicht kennt man das klamme Gefühl, das Körper und Geist umfängt, wenn man hört, jemand sei an Krebs erkrankt, oder wenn man beim Recherchieren von Symptomen im Internet – wie immer – irgendwann auf das Wort *Tumor* stößt. Dieses Gefühl ist das Resultat der Kultur der Krankheit Krebs: Begriffe, Geschichten, Bilder, Mythen und Ängste, die diffus durch den Krebsdiskurs wabern und uns immer wieder begleiten, egal, ob wir selbst an Krebs erkrankt sind, die Krankheit überlebt haben oder uns nahe Menschen an ihr leiden müssen. Metaphorisch ist diese Kraft, weil die Angst, die sie auslöst, vor allem von der Kultur der Krankheit bestimmt ist und die medizinische Seite für den Laien oft im Ungefähren verschwimmt.

Susan Sontags Essay ist in vielerlei Hinsicht nicht mehr aktuell. Der Umgang mit Krebs ist nicht mehr der gleiche wie vor über vierzig Jahren, als Sontag gerade ihre Brust-krebserkrankung überstanden hatte und den Text veröffentlichte, der überhaupt erst den Anstoß zu diesem Buch gegeben hat. Doch auch, wenn Krebs nicht mehr im gleichen mythenhaften Maße umrankt ist von Verschwiegenheit, Mysterien und Metaphern, ist es – das zeigt meine Erfahrung – immer noch eine Krankheit, die das Leben abrupt bremst wie eine Wand, gegen die ein Gefährt in voller Fahrt kracht, und damit eine Situation entstehen lässt, der fast alles andere untergeordnet werden muss. Gleichzeitig ist das Gegenteil richtig. Eine Krebserkrankung beendet das Leben nicht mit einem Schlag. Es ist leicht, sich dazu verleiten zu lassen zu sagen: Die Krankheit veränderte mit einem Mal alles.

Das sind Phrasen, die sich eingeschliffen haben, um der Monstrosität dieser Krankheit in Worten gerecht zu werden. *Nichts ist mehr, wie es davor war – Auf einmal wird alles andere unwichtig.* Diese Gedanken sind naheliegend und auch ich hatte sie, aber sie stellen sich als falsch heraus. Krebs ist auch – Anne Boyer stellt das fest – ein soziales Ritual, mit dem bestimmte Erwartungen einhergehen oder eine bestimmte Denkweise, die die Krankheit als identitätsstiftend erfährt. Natürlich würden sich die wenigsten Menschen dagegen wehren, wieder gesund zu sein, aber es gibt einen gewissen Drang, die Krankheit als Chance zu begreifen. Das heißt entweder, sein Leben danach zu verbessern, nicht mehr in den alten Trott zurückzukehren, oder – im Falle einer langwierigen Erkrankung – die Krankheit als Teil einer neuen Identität anzuerkennen. Beides hat seinen Sinn, seine Funktion, je nach dem subjektivem Erleben. Die Herausforderung ist es jedoch diese beiden Wege nicht als Imperative zu begreifen, nicht als die einzigen beiden Pfade an einer Wegscheide, sondern als individuelle Optionen unter anderen. Die Angebote, die das pflegende Umfeld Krebspatient:innen macht, sehen aber meistens nur diese beiden Wege vor. Broschüren zur Behandlung nach Ende der offiziellen Therapie zeigen Krebspatient:innen im Kreise anderer Krebspatient:innen, Selbsthilfegruppen bestehen – logischerweise – vor allem aus Menschen, die entweder gerade nicht mehr in Chemotherapie oder noch mitten drin sind. Um es anders zu formulieren: Man bekommt den Eindruck als sei es eben nicht möglich, dass man danach einfach weitermacht und in ein Umfeld zurückkehrt, in dem Krebs keine Rolle spielt.

Das Faszinierende aber ist, dass das Leben unter Umständen eben doch weitergeht, auch während der Krankheit. Es fühlt sich anders an, Prioritäten verschieben sich, natürlich, das Leben verändert sich, aber es hört eben nicht auf. Vorausgesetzt es besteht die Chance auf Heilung. Ich hatte deswegen auch nie komplett aufgehört, mir vorzustellen, wie ich danach einfach weitermachen würde: In den Wochen nach der letzten Chemorunde in Cafés sitzen, abends wieder in Biergärten gehen, an meiner Dissertation weiterschreiben – Stück für Stück weitermachen. Noch während ich in Chemotherapie war, begann ich auf Twitter Kontakte zu knüpfen, ich fing sogar an, an Texten zu arbeiten, die mir ein neues Schreiben zwischen Wissenschaft und Essayistik eröffneten. Und trotzdem waren da Stimmen, Ärzt:innen, die besorgt fragten, wie es denn für mich weitergehen würde, ob ich Unterstützung bräuchte, ich solle mich darauf einstellen, dass alles nicht so einfach werden würde.

–

Mir gegenüber saß ein kräftiger Mann, mit dichtem, dunklem Haar und einem Vollbart, er dürfte ein paar Jahre älter als ich gewesen sein, damals vielleicht Mitte 30. Wir saßen in einem kleinen Besprechungszimmer außerhalb der Station auf dem langen Flur, der gesäumt war von den Büros der Ärzt:innen, Konferenzräumen und Behandlungszimmern. Der Mann mir gegenüber strahlte absolute Souveränität und Ruhe aus und war dabei aber in keiner Weise einschüchternd, er saß nur da und sprach mit einer angenehmen Stimme. Genau kann ich mich nicht erinnern, ich sehe nur ihn vor mir, aber wahrscheinlich saß ich mit einem Infusionsständer an meiner Seite auf dem zweiten Stuhl in dem kleinen Raum. Es waren die letzten Wochen meiner Chemotherapie und ich hatte noch einmal einen Versuch gewagt, mit der psychosozialen Beratung der Klinik Kontakt aufzunehmen.

Der Mann, der jetzt mit mir sprach, war das komplette Gegenteil des jungen Therapeuten, der acht Monate zuvor in mein Krankenzimmer gekommen war und mir den Eindruck vermittelt hatte, ich müsste dafür sorgen, dass er sich wohlfühlte, weil jede Faser seines Körpers und sein ganzes Verhalten Unsicherheit und Unwohlsein ausstrahlten. Nun war ich derjenige, der verunsichert war, weil mein Plan, nach dem Ende der Chemotherapie einfach weiterzumachen, ins Wanken geraten war. Dafür gab es eigentlich keinen Grund. Alles sah danach aus, als wäre ich den Umständen entsprechend vorerst wieder gesund und lediglich Nachsorgeuntersuchungen würden mein Leben in länger werdenden Abständen immer wieder kurz beherrschen – im besten Fall. Was sich jedoch in mein Denken eingeschlichen hatte, war eine Sorge, die ich bisher in der Form nicht gekannt hatte: Die Angst vor der Sinnlosigkeit. Ich hatte Angst, ich würde angesichts der vergangenen Monate keinen Sinn mehr sehen in Alltäglichkeiten, würde überrollt werden von der Bedeutungslosigkeit von Promotion, bisherigen Zielen und der Banalität, die hinter jeder Ecke lauern kann.

Es ist so eine Sache mit der Suche nach dem Sinn oder dem Umgang mit Sinnlosigkeit. In meinen Teenagerjahren hatte ich mich damit gebrüstet – vor allem vor mir selbst – Existenzialist zu sein oder zumindest das, was ich damals unter Existenzialismus verstand. Das bedeutete, ich hatte einige wenige Texte von Jean-Paul Sartre gelesen, relativ viel von Albert Camus und hatte mir aus diesen philosophischen Steinbrüchen eine lose Weltsicht zurechtgelegt, die vor allem darauf beruhte, dass es keinen Sinn im Leben gibt, aber dass das prinzipiell kein Grund zur Verzweiflung ist. Mir gefiel die sisyphossche Haltung, die Camus entwirft, die darin besteht, der Sinnlosigkeit in vollem Bewusstsein zu trotzen, indem man sie akzeptiert und in dieser Akzeptanz zur Freiheit findet. Auch wenn ich das heute anders formulieren würde und mich nicht mehr in dieser Form auf zwei Philosophen berufen würde, die für mich in meiner Jugend in erster Linie aufgrund des mit ihnen assoziierten Lebensstils interessant waren, würde ich immer noch davon ausgehen, dass es sowas wie einen übergeordneten Sinn im Leben nicht gibt. Sinnlosigkeit halte ich für keine beängstigende Vorstellung per se, ich bin davon überzeugt, dass unser Leben mehr oder wenig dem Zufall überlassen ist, den wir situationsweise durch aktive Entscheidungen beeinflussen können. Mich persönlich hat genau diese Haltung vermutlich während meiner Krankheitsphase davor bewahrt, zu verzweifeln, weil mir der Gedanke «Warum ich?» nie wirklich nachvollziehbar erschien. Gleichzeitig bin ich davon überzeugt, dass es Sinn ergibt, zu leben, ohne eine konkrete Vorstellung davon zu haben, wohin dieses Leben über eine unbestimmte Zukunft hinaus führen soll.

«Wir erzählen uns Geschichten, um zu leben,»[91] hat Joan Didion einmal festgestellt und vielleicht ist das der Gedanke, der am ehesten beschreibt, wie meine Vorstellung einer Art Sinnhaftigkeit aussieht. Um zu dieser Erkenntnis zu kommen, musste ich aber erst am Ende meiner Therapie mit dem Psychotherapeuten sprechen. Didions Zitat, das den Einstieg zu ihrem langen Essay *The White Album* (dt. Titel *Das Weiße Album*) bildet, wird oft für sich stehend zitiert, ohne die nächsten Sätze ebenfalls mitzunehmen, in denen Didion erläutert, was genau sie meint. Sie identifiziert das Erzählen von Geschichten mit dem Erzeugen von Sinn. «Wir suchen nach der im Selbstmord enthaltenen Predigt, nach der sozialen oder moralischen Lehre im fünffachen Mord.»[92] Wir wollen, denkt Didion weiter, nicht nur die Fakten sehen, wir können nicht nur – um ihr Beispiel zu nennen – eine junge Frau sehen, die nackt auf dem Fenstersims steht, wir wollen wissen, warum sie das tut. Wir leben, argumentiert sie, nach der Erzählstruktur, die wir auf ungeordnete Eindrücke legen oder – um ihr Bild weiterzuführen – nach den «Ideen», mit denen wir gelernt haben, «die wechselnden Phantasmagorien einzufrieren, die unsere eigentliche Erfahrung sind.»[93]

Erzähltheoretisch ist eine Geschichte der motivierte Zusammenhang von Ereignissen. Das bedeutet, dass eine innere Verbindung zwischen den Ereignissen bestehen muss, die die einzelnen Bestandteile einer Geschichte bilden. Ob es sich bei diesem Zusammenhang um eine logische Folge, um eine wertebasierte Verknüpfung oder eine andere Verbindung handelt, ist nicht in erster Linie relevant, aber die Ereignisse können nicht lose nebeneinanderstehen – dann bleiben sie nur das, was sie unabhängig voneinander sind, eben einzelne Ereignisse. Was wir nun tun, wenn man Didion glaubt, ist, dass wir Ereignisse, die wir wahrnehmen oder selbst erleben, in einen Zusammenhang stellen, indem wir ihr Auftreten durch unsere Erfahrungen, unsere Vorstellungen von der Welt und dem menschlichen Verhalten und durch unsere Werte zu erklären suchen. Hören wir von einem grausamen Verbrechen, wollen wir die Geschichte hinter der Tat wissen, um sie auf diese Weise vielleicht in einer Form begründen zu können, die uns nicht mit der bloßen Grausamkeit alleine lässt. Wir erklären uns alltägliche gesellschaftliche, politische genauso wie kulturelle Ereignisse durch Geschichten, die einen Hintergrund für das bilden, was sich uns als Auswirkung zeigt. Narrative Strukturen durchziehen unsere gesamte Welt- und Selbstwahrnehmung, durch sie erschaffen wir erst das, was wir als unsere Vorstellung von Gesellschaft, von Kultur, von Werten und von unserem Lebensweg bezeichnen können. Genauso suchen wir aber auch mehr oder weniger intuitiv nach Geschichten für uns selbst, um uns selbst in eine sinnhafte Erzählung einzuschreiben. Geschichten sind an dieser Stelle keine abgeschlossenen Handlungen, oft nicht einmal konkrete Abfolgen von Ereignissen, sondern in erster Linie unsere eigenen unterbewussten Erklärungen für Entscheidungen, die wir fällen, oder Prinzipien, nach denen wir handeln. Es sind all die kleinen Geschichten, die wir uns tagtäglich selbst darüber erzählen, wer wir sind.

An dieser Stelle knüpft meine Vorstellung einer Sinnhaftigkeit an – das kann ich heute sagen. Damals, vor meiner Erkrankung und während meiner Therapie, war das wahrscheinlich auch bereits der Fall, aber es war mir nicht bewusst. Ich hatte mit dem Psychotherapeuten mehrere Sitzungen, die keinem bestimmten Ziel folgten. Die psychosoziale Beratung dieser Art bietet Krebspatient:innen keine umfassende Therapie an, sondern in erster Linie die Möglichkeit, mit geschultem Personal über die eigenen Sorgen und Ängste zu sprechen und die Gedanken zu ordnen. Nach einigen Gesprächen hatte ich vor allem von mir als Person und dem Erleben der vergangenen Monate erzählt; von dem Weg zur Diagnose, den Herausforderungen der Therapie, den damit verbundenen Ängsten und vom Ende meiner Beziehung. Aber ich hatte eben auch erzählt, was mich ausmachte, hatte von meinem Studium erzählt, von meiner Promotion, die ich bald wieder aufnehmen wollte, von meinem Interesse an Literatur, Film, an Kultur generell, von meiner Begeisterung für das Theater – anders gesagt, von all dem, was mich als Persönlichkeit seit Jahren mitgeprägt hatte. Ich hatte Geschichten von mir selbst erzählt.

Nach einigen Gesprächen traute ich mich von meiner Sorge zu berichten, nach Abschluss der Therapie in «ein Loch zu fallen» – so habe ich es formuliert. Ich beschrieb dabei weniger eine konkrete Angst vor dem tatsächlichen Sinnverlust als die Angst davor, dass die Behauptung einer Ärztin, ich könne nach Ende der Behandlung nicht einfach so weitermachen wie zuvor, wahr sein könnte. Das mag seltsam klingen, als würde ich mich weigern, meine tatsächliche Angst zuzugeben. Aber es wäre auch falsch zu sagen, ich hätte aus dem eigenen Denken heraus befürchtet, keinen Sinn mehr im Leben zu sehen. Es ist hier wichtig anzumerken, dass auch an dieser Stelle wieder Erzählungen eine Rolle spielen. Ich selbst hatte kaum einen Gedanken daran verschwendet, dass mir die Zeit danach Schwierigkeiten bereiten könnte. Nicht, dass ich überhaupt nicht darüber nachgedacht hätte, wie es weitergehen könnte, nicht, dass nicht auch Zweifel aufgekommen wären, aber all das war nicht signifikant genug, als dass ich längere Zeit darüber nachgedacht hätte. Erst das besorgte Nachfragen einer Ärztin hatte mich ins Nachdenken gebracht, insbesondere ihr Ausdruck der Gewissheit, es könne danach nicht wieder so sein wie zuvor. Sie bezog sich dabei mit Sicherheit auf Erfahrungen mit anderen Patient:innen, gleichzeitig gilt es aber auch als allgemein akzeptierte Ansicht, dass es sich bei Krankheiten wie Krebs um grundlegend lebensverändernde

Ereignisse handelt. Womit sie natürlich rückblickend auf eine bestimmte Art recht hatte, auf eine andere aber auch nicht.

Der Therapeut fand meine Sorge erwartbarerweise nicht verwunderlich und bestätigte auch, dass es viele Patient:innen gebe, die nach einer abgeschlossenen Krebstherapie Schwierigkeiten hätten, einen Weg in einen Alltag und ein Leben wie davor zu finden. Was mich beträfe, habe er aber keine Bedenken. Seine Erklärung dafür hat sich über dieses Kapitel hin vielleicht schon angedeutet und ist mit ein Grund dafür, dass dieses Buch existiert. Wie er mir seine Sicht erläuterte, entspricht mehr oder weniger der Aussage von Joan Didion, wir würden uns selbst Geschichten erzählen, um zu leben. Ich hatte ihm Geschichten davon erzählt, wer ich meiner eigenen Einschätzung nach bin, was mich interessierte, was mich ausmachte. Beinahe alles, was ich seit Jahren, seit meiner Jugend getan hatte, in der Schule, im Studium, beim Theaterspielen, in meiner Freizeit, das alles hatte mit Erzählungen zu tun – in Romanen, anderen literarischen Texten, Filmen, Theaterstücken – ein großer Teil meines Lebens hatte seit vielen Jahren aus der Auseinandersetzung mit existierenden und erfundenen Welten bestanden, in diesen Welten spielten sich fiktionale Geschichten ab und solche, die tatsächlich reale Ereignisse wiedergaben. Ich hatte mit diesen Geschichten gearbeitet, hatte sie analysiert, über sie gesprochen, mit ihnen gedacht und mit ihnen gelebt – oft auch unbemerkt. Ohne, dass es mir wirklich bewusst war, bestand ein Großteil meines alltäglichen Lebens daraus, mich mit Erzählungen auseinanderzusetzen. Ich war es, so seine Schlussfolgerung, gewohnt in Geschichten zu denken und Geschichten sind Möglichkeitsräume, in denen Ideen durchgespielt werden und in denen Vorstellungen von Abläufen entstehen. Das sei der Grund, warum er sich keine Sorgen darum mache, dass ich in einer Zeit nach der Krankheit, nicht an mein altes Leben anknüpfen könne. Mein Denken sei so sehr daran gewöhnt, sich Erzählungen vorzustellen, dass ich keine Schwierigkeiten haben würde, auch wieder Erzählungen für mich selbst zu entwerfen.

Ich erinnere mich, dass mich diese Aussage unmittelbar überzeugte. Ob das daran lag, dass sie mir sofort schlüssig erschien, oder daran, dass mir dieser vertrauenserweckende Mann, der mir gegenübersaß, etwas sagte, das ich hören wollte, kann ich nicht sagen, aber ich weiß, dass ich keine Sekunde an seinen Worten zweifelte. Seit diesem Tag habe ich immer wieder über seine Einschätzung nachgedacht und mit jedem Mal erhärtet sich meine Gewissheit darüber, was genau mir damals eigentlich gesagt wurde: Was mir der Therapeut an diesem Tag im Frühjahr 2018 erläuterte, war nicht weniger als den Effekt, den mein Studium auf meine Psyche und meinen Umgang mit mir selbst und meine Vorstellung von meinem Leben gehabt hatte.

Vielleicht erscheint das so evident und nachvollziehbar, dass es verwunderlich ist, dass mir das nicht zuvor und unter anderen Umständen aufgefallen war, aber wenn man so tief in einem Umfeld lebt, nimmt man manche Dinge, die von außen klar erkennbar sind, nicht mehr als

außergewöhnlich wahr. Denn was man durch ein geistes-
wissenschaftliches Studium und die entsprechende
wissenschaftliche Arbeit neben all den Methoden, den
historischen Zusammenhängen und den theoriege-
schichtlichen sowie theoretischen Hintergründen lernen
kann, ist ein analytisches und konzeptuelles Denken, das
sich automatisiert. Wie die Juristin rechtliche Zusammenhänge in Situationen erkennt, die in der Wahrnehmung
anderer Menschen nichts mit Recht zu tun haben, wie
ein Innenarchitekt beinahe ohne es zu wollen erfasst, aus
welchem Grund ein Raum einladend erscheint, oder eine
Schreinerin sofort die Fehler in der Verarbeitung eines Mö-
belstücks sieht, genauso sehen viele Menschen, die sich
lange und ausgiebig mit Literatur, Geschichte und Kultur
auseinandergesetzt haben, in alltäglichen Vorgängen narrative Muster, historische Zusammenhänge und kulturelle Konstrukte. Man bildet im Idealfall einen analytischen
Automatismus aus. Dass sich diese Perspektive auch auf
das Selbstbild und den Umgang mit dem eigenen Sein und
dem eigenen Lebensweg ausweitet, ist nur logisch.

–

Erzählungen sind entscheidend für unsere Selbstwahrnehmung und den Umgang mit dem, was uns umgibt, unserer Gesellschaft und unserer Kultur. Erzählt wird überall. Das ist eine der Erkenntnisse, die man auch hat, wenn
man sich lange genug in den Tiefen und Untiefen des so-
genannten Web 2.0 bewegt, dem Internet, das von seinen
Nutzer:innen mitgestaltet werden kann. Die Popularität
und Allgegenwärtigkeit von Sozialen Medien hat vielerlei

Gründe, einer davon ist die offenbar zutiefst menschliche Faszination für Geschichten. In der ein oder anderen Weise erzählen wir auf Twitter, Instagram, TikTok und an anderen digitalen Orten immer wieder neue Geschichten, in denen wir die Hauptrolle spielen. Manchmal nur in kleinen narrativen Fetzen, die zusammengenommen eine Storyline ergeben, die meistens der Vorstellung ähnelt, die wir von uns selbst haben und die wir von uns erzählt haben möchten. Selbst wenn Schwächen und Unzulänglichkeiten in den Sozialen Medien zur Schau gestellt werden, dann oft kontextualisiert als Authentizität und Ehrlichkeit, sodass damit wiederum eine andere ideale Version unserer Selbst erzählt wird: Das selbstbewusste Subjekt, das seinen Widerstand gegen die Diktatur medialer Idealkörper in Szene setzt. Der offene Umgang mit Körpern, die nicht dem medialen Schönheitsideal entsprechen – also alle Körper – hat sich längst als offensive Gegenbewegung zur Inszenierung eines Scheins von körperlicher Perfektion etabliert, die dennoch weiterhin insbesondere in den bilddominierten Netzwerken herrscht.

Es ist anders gesagt, inzwischen zu einem Trend geworden, zu zeigen, dass man selbst nicht dem entspricht, was Modelkultur und Fitnessgurus als den zu erstrebenden Körper verkaufen. Das ist per se nicht schlecht und mit Sicherheit eine psychisch und physisch gesündere Entwicklung, aber es bleibt Teil einer digitalen Erzählkultur, die analysierbar ist und als solche erkennbar gemacht werden kann. Vor diesem Hintergrund ist es auch nicht verwunderlich, dass Menschen auch von ihren Krankheiten erzählen und ganz besonders von Krebserkrankungen.

Vor allem TikTok scheint sich als digitaler Ort der Krebs-
erzählung etabliert zu haben. Die Videoplattform mit
unzähligen Möglichkeiten, die Ästhetik der Posts anzupassen und sie mit Musik zu unterlegen, bildet eine virtu-
elle Bühne für die Narration der eigenen Krankheit. Mehr
noch als Instagram hat TikTok als visuell dominiertes
Netzwerk das Potenzial eine Krankheit sichtbar zu machen, die sich in der Öffentlichkeit vor allem durch das
Aussehen der Patient:innen manifestiert. Der Kontrast
zwischen dem normschönen und sportlichen Menschen
zu Beginn einer #CancerJourney und dem Menschen,
der nach Monaten der Chemotherapie und Operationen
ausgezehrt, kahlköpfig und müde aus dem Krankenbett
in die Kamera blickt, ist in seiner verstörenden Sichtbarkeit nahezu perfekt erzählbar. Die Berichte von Krankheit,
Verzweiflung, Behandlung, Heilung, bevorstehendem
Tod und von Hoffnung gleichen sich auf TikTok nicht nur
strukturell und in ihrer Bildsprache, sie sind auch ein kol-
lektiver Widerstand gegen die Accounts derjenigen, die
ein gesundes und inspiriertes Leben voller Ruhe und Har-
monie inszenieren. Der gemarterte Körper, angeschlossen
an mehrere Schläuche im kahlen Neonlicht der Kranken-
hausbeleuchtung ist der Gegenpol zum sportlich-schö-
nen Influencer:innenkörper, der im warmen Morgenlicht
auf dem Balkon der Altbauwohnung frühstückt. Hier – so
das unterliegende Versprechen – ist das wahre Leben, das
authentische Leid.

Gleichzeitig ist dieses unausgesprochene Authentizi-
tätsversprechen selbst ein Paradox. Die in den Videos
sichtbaren Momente des Schocks über die Diagnose, die

Verzweiflung angesichts des Haarausfalls, das Leid in den Augen der Kranken und ihrer Familien, all das bleibt in seiner unbestreitbaren Drastik, Dramatik und Nähe eine dem Ereignis nachgeordnete Darstellung. Damit ist nicht gesagt, dass die Emotionen nicht echt sind, aber sie werden teilweise für die Videos erneut hervorgeholt oder kommen von alleine im Moment der Aufnahme wieder hoch. Es ist eben keine Big-Brother-Situation, in der die Kamera ununterbrochen aufzeichnet und schon den initialen Moment nolens volens aufnimmt. Die Panik muss abgeflaut sein, bevor der Aufnahmebutton betätigt werden kann, der Anfall von Übelkeit muss vorbei sein, bevor das Smartphone gehalten werden kann. Und auch dann unterliegen die Momente dem Beobachterparadoxon, nicht zuletzt, wenn man sich zudem bewusst macht, dass je nach Aufnahmesituation eine doppelte Beobachtersituation entsteht. Der Kranke, der mit verweintem Gesicht in die Frontkamera seines Smartphones blickt und sich die Haare abrasiert, erzeugt nicht nur selbst sein eigenes Beobachterparadoxon, er beobachtet sich auch gleichzeitig dabei, wie er sich selbst beobachtet – er ist Beobachter erster und zweiter Ordnung zur gleichen Zeit. Er sieht sich selbst dabei zu, wie er für eine potenziell unüberschaubare Community das eigene Kranksein inszeniert.

Was in visuell-dominierten Sozialen Medien grundsätzlich der Fall ist, wird hier verstärkt, weil die authentische Vermittlung von Leid komplexer ist als die Inszenierung eines harmonischen Alltags. Zusätzlich unterlegt mit dramatischen Popsongs und mit Lichtstimmungen gefiltert wirken viele dieser kurzen Videos daher wie die Potenzierung von Sontags Theorie der Krankheit als Metapher. Sie erzeugen Bilder der eigenen Krankheit, die selbst Teil einer größeren Erzählung dieser Krankheit sind. Die Gesten und Gesichtsausdrücke in den Videos sind Abbilder etablierter Emotionsausdrücke, die aus anderen visuellen Medien bekannt sind – die Kranken spielen ihre eigenen, echten Emotionen für die Kamera noch einmal nach und erleben sie dabei teilweise erneut. Genauso wie sich in Sozialen Medien eine Art Drehbuch für ein gesundes, inspiriertes Leben im ästhetisch ansprechenden Umfeld entwickelt hat, scheint es auch einen unausgesprochenen Leitfaden dafür zu geben, wie Krankheit und Leid erzählt werden. Die dabei entstehenden Bilder orientieren sich auf diese Weise an den Erwartungen an die Sichtbarkeit der Krankheit und erzeugen und erfüllen dadurch Emotionsnarrative, die konkrete Auswirkungen auf die Selbstwahrnehmung von Krebspatient:innen haben.

Als ich im Frühsommer 2018 dem Ende meiner Chemotherapie entgegensah, habe ich mir unweigerlich ausgemalt, wie es sein würde, das Krankenhaus zum letzten Mal zu verlassen. Auch wenn es damals TikTok in der heutigen Form und daher auch die eben beschriebenen Accounts noch nicht gab, gab es natürlich schon die Emotionsnarrative, die mit solchen Momenten verbunden sind. Würde ich weinen vor Erleichterung? Würde ich vor dem Krankenhaus Freund:innen in die Arme fallen? Wie würde ich mich von den Pfleger:innen und den Ärzt:innen verabschieden? Die Erwartungen solcher Emotionen, ihr Durchspielen im Kopf vor dem eigentlichen Moment machen ihre Erfüllung letztlich beinahe unmöglich. Die

Erfüllung einer bestimmten emotionalen Erwartung an eine Situation schwindet je öfter man sie sich im Vorfeld ausmalt. Das gilt für die meisten häufig erzählten und mit Bedeutung aufgeladenen Momente. Ehrlich gesagt weiß ich nicht mehr genau, wie der letzte Tag, den ich in der Klinik verbrachte, ablief. Es muss ein Sonntag gewesen sein. Ich erinnere mich daran, dass es ein grauer Maitag war, das Licht in meinem Krankenhauszimmer war angeschaltet und ein junger Arzt kam mit meinen Entlassungspapieren, sagte mir mit einem freundlichen Grinsen, er hoffe mich irgendwann einmal wiederzusehen, aber nicht hier, und dann fuhr ich mit dem Aufzug nach unten wie unzählige Male zuvor und bevor ich durch die automatische Tür nach draußen ging, machte ich ein Foto von der offenen Tür – 20. Mai 2018.

Dieses Foto ist Ausdruck meines offensichtlichen Drangs, diesen Moment zu einem besonderen zu machen, was er ohne Zweifel auch war. Das Bild aber markiert nicht allein die Relevanz des Moments, sondern vor allem mein Bedürfnis diese Relevanz zu erkennen und zu empfinden. Ich hatte damals weder einen aktiven Instagram- noch einen TikTok-Account und dennoch wollte ich ein Bild festhalten, das einen Teil meiner Krankheitsgeschichte metaphorisch bewahrte: Der Gang hinaus, das Licht am Ende des Tunnels, die offene Tür bietet zahlreiche Möglichkeiten zu einer zweiten Bedeutungsebene.

Dieser Tag ist in dem Moment, da ich diese Sätze hier schreibe, ungefähr vier Jahre her, wenn dieses Buch erscheint, werden es bereits mehr als fünf sein. Vor wenigen

Tagen hat mich mein Handy über meinen Google-Account daran erinnert, indem es mir das Foto zeigte – «Schau Dir an, was du vor 4 Jahren gemacht hast.»

Zwei Jahre nach dem Ende der Chemotherapie setzt das letzte Kapitel von Stefan Hornbachs Roman *Den Hund überleben* ein. Die Geschichte des jungen Mannes, der an Krebs erkrankt und sich wie ich für mehrere Monate durch Chemotherapie, Ängste und den Anschein eines Alltags kämpft, ist die realistischste literarische Darstellung von Krebskrankheit bei einem jungen Menschen und der Therapie, die ich kenne. Das liegt zum einen daran, dass der junge Patient, die Krankheit vorerst überlebt, und zum anderen nicht zuletzt daran, dass dieser Roman nicht mit dem Ende der Therapie aufhört. Hornbachs Erzählung folgt damit dem Verlauf der Krankheit genauer als andere Texte, weil er versucht sie in ihrer Gänze zu erfassen und das bedeutet, nicht an dem Punkt aufzuhören, an dem eine Glocke auf dem Klinikflur das vorläufige Ende der Therapie einläutet. Krebs ist eine Krankheit, die jahrelang dauert, aber unterschiedliche Phasen durchläuft, die die Patient:innen unterschiedlich beeinflussen und fordern. Wer nach einer abgeschlossenen Krebstherapie tumorfrei ist und ohne weitere aktive Behandlung sein Leben fortsetzen kann, bewegt sich im Spannungsfeld der Begriffe *geheilt* und *gesund*. Geheilt zu sein kann bedeuten, dass die Krankheit selbst nicht mehr auffindbar ist, dabei ist noch nicht gesagt, dass die Patientin gesund ist – zu strapaziös ist die Therapie auf physischer wie auch auf psychischer Ebene gewesen, als dass danach ein vollständig gesunder Körper zurückbleibt. Gleichzeitig heißt als geheilt zu gelten, nicht zwingend geheilt zu sein – wer sich gesund fühlt, muss dennoch damit rechnen, dass Krankheit und Therapie Nachwirkungen haben oder sich gar wieder Tumore bilden.

Basti, der Protagonist von Hornbachs Roman, erwähnt bei einer Kontrolluntersuchung nach der Chemotherapie, die normale Werte zeigt, dass er Blut im Auswurf gehabt habe. Die Hausärztin, die Sekunden zuvor bestätigt hatte, er sei ein gesunder junger Mann, wird nervös und überweist ihn mit großer Dringlichkeit an die pulmologische Praxis. Sofort schlägt die Stimmung der Erzählung um, ist von Panik geprägt. Was hier am Ende des Romans steht und schließlich offen bleibt, ist der Grundrhythmus von ehemaligen Krebspatient:innen. Die pure Erleichterung, die ich in den ersten Tagen nach meiner Entlassung aus dem Krankenhaus empfand, machte bald wiederholter Unruhe Platz. Schon wenige Wochen darauf musste ich wieder zur Kontrolle in die Klinik – wieder warten, Ergebnisse hören, hoffen, tief ausatmen, nach Hause gehen. Die Jahre seitdem waren und sind in länger werdenden Abständen geprägt von Nachsorgeuntersuchungen, das Bein wird jedes Mal im MRT genauestens durchleuchtet, die Lunge im CT inspiziert, ich sitze stundenlang in Krankenhausfluren und warte darauf aufgerufen zu werden, mit stets ansteigender und abflauender Panik, die Blutwerte werden überprüft, der Bauchraum mit Ultraschall untersucht, die Abstände dazwischen werden länger, aber der Rhythmus bleibt. Die Pläne, die ich mache, reichen von Untersuchung zu Untersuchung, natürlich auch darüber hinaus, man muss leben, als hätte es den Krebs nie gegeben, aber eine Stimme im Hinterkopf bleibt im Beat des *Was wäre wenn.*

Clemens Setz beschreibt in einer Kurzgeschichte das Gefühl eines Angstpatienten mit den Worten «Bombenalarm mitten im Frieden»[94] – ich kenne das nicht als plötzliches Gefühl, das mich mitten am Tag überfällt, aber unerwartete Schmerzen im rechten Knie, eine Enge in der Brust und alle paar Monate der ansteigende Puls, das Reiben der Hände, der Druck im Oberkörper, das tiefe und dann stoßweise Atmen, der Schauer der Erleichterung, wenn ein:e Ärzt:in sagt «Sieht alles gut aus», die Zeit, die ich vergehen lasse, bevor ich den nächsten Termin vereinbare, obwohl bereits feststeht, wann er ungefähr sein wird, die Wochen davor, in denen ich unruhiger werde, Zeit anders wahrnehme, mir vorstelle, was ich vorher noch alles machen werde, die sinnlose Unruhe vor der MRT-Untersuchung, die einige Tage vor dem Arztgespräch ist, das Dröhnen der Röhre, das Muster der Deckenplatten, das ich aus dem MRT heraus sehe; ich vollziehe nach, wie die kleinen Löcher in die Platten gestanzt sind, wie sich aus dem scheinbar Willkürlichen ein Muster ergibt, die Aufschrift auf dem Aufkleber, der für anderthalb Stunden direkt über meinen Augen hängt, die Warnungen vor dem Gerät in drei Sprachen, ich spreche sie in meinem Kopf leise mit, während aus der weißen Maschine, die mich umgibt, ein rhythmisches Wummern ertönt. Das kurze Abflauen der Angst nach dieser Untersuchung, ihr Ansteigen in den zwei Tagen bis zum Gespräch über die Ergebnisse. Das alles verhindert, dass diese Krankheit wirklich abgeschlossen ist. Arthur Frank nimmt hier Sontags Formulierung der Staatsbürgerschaft der zwei Reiche auf und beschreibt die Phase der Nachsorgeuntersuchungen als den Aufenthalt im Reich der Gesunden mit einem Visum, das nach jeder Untersuchung im Idealfall erneuert wird. Die Angst davor, dass dieser Aufenthaltsstatus irgendwann einmal entzogen wird, ist die ständig unterliegende Angst, die über Jahre im Hintergrund lauert und alle paar Monate wieder akut wird. Die Unsicherheit verschwindet wahrscheinlich nie wieder vollständig, sondern kann nur schwächer werden.

Es ist nur folgerichtig, dass am Ende von Hornbachs Roman nicht feststeht, ob Basti gesund ist, ob das Blut im Auswurf eine harmlose Erklärung hat. Der Abschluss wäre falsch, er würde eine Geschichte beenden, die an dieser Stelle nicht beendet sein kann. Die Stunden, die er danach in Krankenhäusern verbringt, sind meine Angstfantasie, weil sie die Möglichkeit, die jahrelang im Hintergrund lauert, wieder in den Bereich des aktiven Bewusstseins rückt. Die Erklärungen, die neuen Ärzt:innen, die die Krankheitsgeschichte nicht kennen, die Pfleger:innen, die ihn nicht aufstehen lassen, all das sind Bestandteile eines Szenarios, das ich nur zu gut aus meinen Vorstellungen kenne. Vielleicht ist auch mit ihm alles in Ordnung, aber die Maschinerie nimmt in diesem Moment wieder Schwung auf und zieht ihn zurück in ein Umfeld der Krankheit, das er im Alltag eigentlich hinter sich lassen kann – *Bombenalarm mitten im Frieden.*

–

Lance Armstrong hat erst den Krebs besiegt und dann fünf Mal die «Tour de Frangse» als Sieger beendet. Ist der kein Beweis für deine These «Krankheit als Schangse»?[95]

Als Anfang der 2000er Jahre Lance Armstrong den Radrennsport dominierte, verfolgte ich manchmal im Sommer die Tour de France. Was inzwischen durch unzählige Dopingnachweise seinen Reiz für mich beinahe vollständig verloren hat, war damals noch ein faszinierendes Sportereignis, das mich begeistern konnte. Dass die Siege des Amerikaners durch Doping beeinflusst waren, lässt diese Faszination heute schal wirken. Ein Teil des Phänomens *Lance Armstrong*, der in diesen Jahren mehr oder weniger ohne Konkurrenz zu fahren schien, war seine überstandene Krebserkrankung. Sie war die perfekte Hintergrunderzählung für seine (inzwischen aberkannten) sieben Tour-Siege. Zum «neuen Menschen geistig wie körperlich»[96] habe ihn die Krankheit gemacht, schrieb im Juni 2006 vor der ersten Frankreichrundfahrt ohne Armstrong seit sieben Jahren Björn Scheele in der ZEIT. Die Chemotherapie sei «die schwerste Etappe in Armstrongs Leben» gewesen, so hart, dass der Weg zur Toilette zu einer «Herausforderung [wurde], die Alpe d'Huez zu einem Hügel schrumpfen»[97] ließ.

Was hier miterzählt wird, hat Robert Gernhardt in seinen K-Gedichten, deren zentrales Thema seine Erkrankung an Magenkrebs ist, im Untertitel ironisiert: Die Krankheit als «Schangse». Bevor Armstrongs Lebenserzählung mit der Dopingüberführung und den aberkannten Tour-Siegen nachträglich umgeschrieben wurde, waren die Krebserkrankung und die Therapie das unweigerliche Kippmoment der Heldenerzählung irgendwo im narrativen Sumpf von *Tellerwäscher-zum-Millionär* und klassischer Heldenreise. Scheele kostet diesen beinahe unwahrscheinlich perfekten Erzählbogen in seinem Text genüsslich aus: aggressiv sei Armstrong vor seiner Erkrankung gewesen, habe sein Fahrrad «vergewaltigt» und es zum Weltmeistertitel «geprügelt», ein «bulliger Boy» auf einem filigranen Fahrrad, zu «fett» sei er gewesen, um in langen Bergetappen – den Rennabschnitten, die den Unterschied machen – mitzuhalten. Dann kam der Krebs: «Aus dem bulligen Draufgänger wurde ein schmaler Kletterkünstler, der seine sehnigen Beine umherwirbelte.»[98]

Die Krankheit ist hier nicht einfach die *Schangse,* sie ist der tumorgewordene Lebenswandel zum Besseren, die Chemotherapie die Läuterung – zerstörerisch heilende Giftcocktails als Selbstkasteiung. Und es ist gut möglich, dass Armstrong das so empfunden hat – wobei das Doping eher dafür spricht, dass er seinem Leben nach der Krankheit mit aller Verbissenheit einen Sinn verleihen wollte. Unabhängig davon sind es diese Geschichten und die Art und Weise, wie sie mit Begeisterung erzählt werden, die dafür verantwortlich sind, dass sich Menschen nach einer abgeschlossenen Krebstherapie die Frage stellen, wie es denn nun mit dem Leben weitergeht, wie man seine *Schangse* nutzen kann.

Ich weiß nicht, ob ich meine Chance genutzt habe. Ich tue mir schwer, in dieser überstandenen Krankheit so etwas wie eine zweite Chance zu sehen, einen Neustart ins

Leben. Dazu müsste zum einen das Leben zuvor einen Neustart gebraucht haben, zum anderen steht unweigerlich die Frage im Raum, wer mir diese Chance hätte geben sollen – der Krebs war Zufall, ein Zellhaufen, der unvorhersehbarer Weise entschieden hatte, sich schnell und unkontrolliert zu teilen. In den ersten Wochen nach meiner letzten Entlassung aus dem Krankenhaus habe ich einfach weitergemacht. Ich weiß noch, dass ich am Tag danach bei grauem Frühsommerwetter in einem kleinen Café gegenüber meiner Wohnung saß und sich mein Leben so friedlich angefühlt hat, wie seit sehr langer Zeit nicht mehr. Dort saß ich, habe einem Freund zugeschaut, wie er schrieb, habe gelesen, andere Gäste beobachtet und gelegentlich Selfies von mir gemacht, um zu sehen, wie ich mit dem immer noch kahlen Gesicht aussah. Die Tage in diesem Sommer sind einfach so dahingeglitten, Tag für Tag, wie das in Freiburger Sommern häufig so war. In diesen ersten Wochen und Monaten habe ich wirklich einfach weitergemacht. Mit jedem Haar, das mir wieder wuchs, wurde mein Leben wieder mehr wie vor der Chemotherapie. Bald saß ich wieder abends vor Kneipen, trank Bier, rauchte, tanzte auf dem Christopher-Street-Day und ging sogar auf Dates. Rückblickend wirkt dieser Sommer erstaunlich normal, obwohl er trotz allem geprägt war von Sorge und Unsicherheit. Die erste Leichtigkeit weicht blitzartig, wenn man zu Nachuntersuchungen wieder ein Krankenhaus betreten muss und in den ersten zwei Jahren waren die Termine noch alle drei Monate.

Auch wenn ich nicht viel davon halte, darüber nachzudenken, was in meinem Leben passiert wäre, wenn bestimmte Dinge nicht geschehen wären, wie zum Beispiel eine Krebserkrankung, komme ich nicht umhin, mich hin und wieder zu fragen, was diese Zeit in meinem Leben verändert hat. Blicke ich jetzt auf meinen Alltag einige Jahre später, muss ich spontan sagen, dass die Entwicklung, die mich hierher geführt hat, auch ohne eine Krebstherapie hätte stattfinden können. Auf den ersten Blick von einer genutzten Chance keine Spur. Was ich stattdessen feststelle, sind Veränderungen in der Selbstwahrnehmung und im sozialen Verhalten. Ich war noch nie ein Mensch für große Gruppen oder Menschenansammlungen, heute finde ich es spürbar unangenehm über lange Zeit mit vielen Menschen an einem Ort zu sein und das nicht erst seitdem sich die soziale Toleranz vieler Menschen durch die Erfahrungen der Pandemie verändert hat. Allein konnte ich schon immer gut sein, aber erst seit meiner Krankheitsphase spüre ich, wie sehr ich daraus Kraft ziehe und wie bewusst ich diese Momente suche. Im Sommer nach dem Ende der Therapie war ich zehn Tage allein im Auto in Südfrankreich unterwegs, ich habe teilweise außer Bestellungen im Restaurant und den notwendigen Gesprächen auf Campingplätzen mit niemandem gesprochen. Bis heute kann ich ohne Schwierigkeiten mehrere Tage am Stück allein verbringen. Ich habe auch an solchen Tagen zahlreiche soziale Kontakte, im Internet, in Chatmessengern und gelegentlich am Telefon, aber ich kann sofort alle Leitungen kappen, wenn ich es möchte.

Früher, vor der Zeit meiner Krankheit, hatte ich mir kaum ernsthafte Gedanken darüber gemacht, was mein sozialer Charakter ist, wo meine sozialen Stärken und Schwächen liegen. Ich wusste, ich war in Situationen mit neuen, mir unbekannten Menschen eher zurückhaltend, aber in Momenten, in denen ich offensichtlich im Mittelpunkt stand, sehr entspannt und souverän. Auf Bühnen zu stehen war nie ein Problem für mich, dort fühle ich mich wohl. Auf einer Party, auf der ich niemanden kenne, Anschluss zu finden, ist für mich hingegen oft ein Ding der Unmöglichkeit. Was das mit meiner Krankheit zu tun hat, könnte man sich fragen. Für mich einiges. Erst seit dieser Zeit habe ich dafür ein Gespür, ein Sensorium, anhand dessen ich einschätzen kann, wie ich mich gerade fühle, ob ich souverän einen Raum betrete oder unsicher, ob ich in der Lage bin, ein unbefangenes Gespräch zu führen oder ob die Kommunikation bald unangenehm wird. Ich habe mich länger gefragt, womit das zusammenhängt und ich glaube heute, es hat damit zu tun, dass ich über mehrere Monate sehr viel Zeit mit mir alleine hatte. Auf sich selbst zurückgeworfen zu sein, verändert das Bewusstsein für das eigene Selbst, dafür wie man sich gibt, wer man ist, wer man sein möchte und wer man tatsächlich sein kann. Bedürfnisse werden existenzieller und gleichzeitig zeigt sich, worauf man verzichten kann, wenn man den Verzicht zulässt. Ich lernte vor allem, mir selbst genug zu sein, manchmal für Tage nur die eigenen Gedanken zu haben. Daraus erwächst Selbstbewusstsein. Wir verbinden Selbstbewusstsein oft mit Souveränität, mit Mut im sozialen Umfeld, einem sicheren Auftreten und keiner Angst, davor im Mittelpunkt zu stehen. Das alles sind aber lediglich Effekte eines Grundzustands, der für sich genommen wesentlich tiefer angesiedelt ist. Selbstbewusstsein zu haben, sich seiner selbst bewusst zu sein, ist ein Grundverständnis der eigenen

Identität und die kann auch zurückhaltend sein, sie kann auch in manchen Situationen sozial unsicher sein, sie kann sogar mit eigenen Schwächen zu ringen haben.

Selbstbewusst zu sein, bedeutete für mich irgendwann mir öfter selbst genug zu sein. Sich selbst genug zu sein hängt für mich auch mit Selbstwahrnehmung zusammen. Ich bin mir selbst bewusster geworden, ich kann mich besser einschätzen – meine Bedürfnisse körperlicher und emotionaler Natur. Wenn man so ein Jahr mit mehreren Diagnosen, zehrenden Therapien, einem veränderten Äußeren, einer schweren Operation und all den psychischen Erscheinungen durchlebt hat, weiß man, was die eigene Psyche und der Körper aushalten können. Man entwickelt im besten Fall ein Gespür dafür, wo die eigenen Grenzen liegen, aber auch dafür, wie resilient man ist. Es mag paradox klingen, aber gleichzeitig habe ich das Grundvertrauen in meinen Körper verloren. Ich kenne ihn besser und traue ihm gleichzeitig nicht mehr, werde früher nervös, wenn ungewöhnliches an meinem Körper auftritt. Ist dieser Schmerz harmlos? Ist dieser Fleck ein Hinweis auf etwas Ernstes oder ist es ein Mückenstich? Warum ist die Haut an dieser Stelle empfindlich? Mir ist bewusst, wie viel in einem Körper vorgeht, auf wie viel ein Körper reagiert und wie sich diese Reaktionen anfühlen können, aber diese Unsicherheit ist da, sie geht nie ganz weg.

Die Krankheit hat Spuren auf meinem Körper hinterlassen, sichtbare und unsichtbare. Sichtbar ist die Ausbuchtung am Bein, wo sich nach der Operation Flüssigkeit gesammelt hat, die nicht mehr verschwindet, sichtbar ist auch die lange Narbe, die sich am rechten Oberschenkel an der Außenseite hinabzieht. Unsichtbar und manchmal fast nicht mehr als anders wahrzunehmen ist eine Sensibilität für bestimmte Geräusche, die sofort Unwohlsein auslösen, weil das Gehör mit ihnen überfordert scheint. Unsichtbar auch Nerven, die gereizt sein können, die unerwartet kurz schmerzen: Ein Körper, der in irgendeiner Form etwas zurückbehalten hat von all den Medikamenten, Behandlungen und Giften, die monatelang durch ihn strömten. Ich weiß, wie sich ein Körper anfühlt, der sich Widerständen gestellt hat, der gegen und mit etwas gekämpft hat, der etwas davongetragen hat, der ein anderer geworden ist.

Das *Schiff des Theseus* ist eines der ältesten Probleme der westlichen Philosophie und behandelt die Frage nach der Identität und ihrem Erhalt. Es bezieht sich auf die Figur des Theseus aus der griechischen Mythologie und handelt davon, dass die Planken von Theseus' Schiff nach und nach ersetzt worden sind und nun die Frage aufkommt, ob es sich noch um dasselbe Schiff handelt wie ganz zu Anfang. Das Paradoxon ist eines der am meisten gebrauchten, um sich mit der eigenen oder einer fremden Identität auseinanderzusetzen. Der französische Philosoph Roland Barthes bezieht sich in seinem autobiografischen Text *Roland Barthes. Über mich selbst* auf das Argoschiff – Theseus war einer der Argonauten – und stellt fest, dass durch Ersetzung und Benennung letztlich «nichts mehr von der *Herkunft*» bleibt, aber die Identität besteht: «Argo ist ein Gegenstand mit keiner anderen Ursache als sein Name, keiner anderen Identität als seine Form.»[99] Maggie Nelson stellt gar ihre intellektuelle Auseinandersetzung mit ihrer Beziehung und ihrer Mutterschaft unter den Titel *Die Argonauten* und knüpft damit auch an die Identitätsfrage an, die Roland Barthes stellt.

Identität an sich ist eines der zentralen Probleme der Philosophie und der Literatur – *Ich ist ein anderer* will Arthur Rimbaud festgestellt haben und lieferte damit das intellektuelle Bonmot für alle, die die eigene Identität infrage stellen. Aber ab wann ist die Veränderung derart umfassend, dass man sagen kann, man sei als ein anderer Mensch aus einer Sache hervorgegangen? Wann sind genug Teile des Selbst ausgetauscht worden, um ein anderer zu sein? Mein Körper ist ein anderer als zuvor, er fühlt sich anders an, er bewegt sich anders, er sieht teilweise anders aus – er ist innerhalb weniger Monate ein anderer geworden. Mein Geist, mein Wesen haben sich verändert. Wenn Barthes *Argo* als einen Gegenstand mit «keiner anderen Identität als seine[r] Form» bezeichnet, dann bin ich vielleicht ein Argo oder so etwas ähnliches. Aber irgendetwas passt hier nicht. Ein zweites Beispiel, das Barthes gibt, erhellt diesen Vergleich vielleicht. Er habe, schreibt er, ein Arbeitszimmer in Paris und eines auf dem Land, kein Gegenstand wandere jemals von dem einen in das andere Zimmer, dennoch seien die beiden identisch, «es ist die Struktur des Raumes, die die Identität herstellt.»[100] Barthes löst das Problem auf, indem er feststellt, dass die Struktur entscheidend ist, «das System steht über dem Sein der Gegenstände.»[101] Weil beide Räume, so unterschiedlich sie in Lage und Aussehen vielleicht sein mögen, dem gleichen Zweck dienen und ihm die gleichen Voraussetzungen bieten, sind sie für Barthes gleich.

Vielleicht kann ich hier anknüpfen, kann mir von Barthes einen Gedanken leihen und ihn umformen. Entscheidend für meine Identität ist, dass ich eine Kontinuität zwischen meinem Selbst vor den Monaten der Krankheit und meinem Selbst danach herstellen kann. Ich bin anders geworden, ich habe mich verändert, die Krankheit, die Therapie, die Operation, all das hat mich verändert, aber ich bin der geblieben, der ich war, nur eben anders. Ich habe Teile von mir verloren, physisch wie psychisch, habe sie durch andere ersetzt und diese neuen Teile haben sich in mein Selbst eingefügt, sind Teil meiner Struktur, meiner Identität geworden. Auch die Planken von Theseus' Schiff sind nicht in einem geschwinden Vorgang alle zur gleichen Zeit ausgetauscht worden, sondern Stück für Stück, immer wieder andere, solange bis alle mindestens ein Mal erneuert worden sind. In diesem Verfahren hat sich der Anblick des Schiffes immer wieder verändert, man konnte in das Innere hineinsehen, Teile haben zeitweise gefehlt, es hat seinen Charakter verändert und wieder angepasst. Es hat einen Prozess durchlaufen und hat Dinge von sich preisgegeben, die sichtbar waren und wieder verdeckt worden sind.

Theseus' Schiff sieht wieder aus wie zuvor, aber es kann nicht dasselbe sein, auch wenn es gleich geblieben ist. Seine Struktur, seine Identität aber ist erhalten geblieben. So geht es mir, Planken wurden mir entfernt, Dinge freigelegt, auf allen Ebenen meiner Identität und meines Körpers und am Ende stehe ich da, gleich, aber nicht derselbe wie zuvor. Anders, aber ich.

Danke

Ein Text ist niemals die Leistung einer einzelnen Person, deswegen möchte ich ein paar Menschen danken, die mit dafür verantwortlich sind, dass es dieses Buch gibt.

Ich möchte meiner Lektorin Caroline Grafe danken, die dieses Buch durch ihr Engagement und ihre behutsame Arbeit am Text erst möglich gemacht hat. Danken möchte ich auch meiner Verlegerin Maria A. Kafitz, vor allem dafür, dass ich dieses Buch so machen konnte, wie ich es wollte – in dieser hybriden Form aus persönlichem Essay, Krankheitsautobiografie und kulturwissenschaftlichem Denken.

Dass ich so arbeiten und schreiben kann, wie ich es inzwischen tue und vor allem gerne tue, verdanke ich im Wesentlichen Berit Glanz, Johannes Franzen und Tilman Winterling, meinen Kolleg:innen und Freund:innen, mit denen ich 54books herausgebe. Diese Freundschaft und Zusammenarbeit haben mich überhaupt in die Richtung geführt, ein solches Buch schreiben zu können. Große Teile des Textes sind während der Coronapandemie entstanden und deshalb auch im Austausch mit vielen Menschen auf Twitter und anderen Sozialen Medien und dafür möchte ich vor allem einem bestimmten Chatkollektiv danken, aus dem längst Freundschaften hervorgegangen sind.

Dass ich mental überhaupt so durch die Zeit, die hier beschrieben wurde, gekommen bin und dieses Buch schreiben konnte, verdanke ich in erster Linie meiner Familie, meinen Eltern Jan und Jutta, meiner Tante Brigitte und meinem Bruder Jonas Sahner, und den Freund:innen, die um mich herum waren und bis heute sind.

Der wichtigste Dank geht an meine Partnerin Martha Routen, die in schwierigen Momenten, die es auch über fünf Jahre nach Ende der Therapie noch gibt, immer da ist. Ohne sie würde es dieses Buch wahrscheinlich nicht geben, weil sie selten zulässt, dass ich mich vor Sachen drücke, und um einen solchen Text zu schreiben, darf man sich nicht vor unangenehmen Dingen drücken.

Liste aller im Text erwähnten Medien

Texte

Arnim, Gabriele von: *Das Leben ist ein vorübergehender Zustand*, Hamburg 2021.

Barthes, Roland: *Roland Barthes. Über mich selbst*, übers. v. Jürgen Hoch, München 1978.

Benn, Gottfried: *Gedichte. In der Fassung der Erstdrucke*, Frankfurt a. M. 2006.

Boyer, Anne: *Die Unsterblichen. Krankheit, Körper, Kapitalismus*, übers. v. Daniela Seel, Berlin 2021.

Coccia, Emanuele: *Das Zuhause. Philosophie eines scheinbar vertrauten Ortes*, übers. v. Andreas Thomsen, München 2022.

Dickens, Charles: *A Tale of Two Cities*, London 2011, S. 7 (eigene Übersetzung).

Didion, Joan: *Das weiße Album*, übers. v. Antje Rávik Strubel, Berlin 2022.

Diggelmann, Matthias: *Schatten. Tagebuch einer Krankheit*, Frankfurt a. M. 1981.

Döblin, Alfred: «Die Segelfahrt», in ders.: *Die Ermordung einer Butterblume. Gesammelte Erzählungen*, Frankfurt a. M. 2013, S. 9–18.

Edtstadler, Katharina: *Narrating Illness – Krankheit erzählen. Tuberkulose in Literatur und Medizin*, Wien 2016.

Fontane, Theodor, *Effi Briest*, Leipzig 2011.

Foster Wallace, David: *This Is Water: Some Thoughts, Delivered on a Significant Occasion, about Living a Compassionate Life*, New York 2009.

Foucault, Michel: *Die Geburt der Klinik. Eine Archäologie des ärztlichen Blicks*, übers. v. Walter Seitter, Frankfurt a. M. 2016.

Frank, Arthur W.: *At the Will of the Body. Reflections on Illness*, New York 2002.

Frank, Arthur W.: The *Wounded Storyteller. Body, Illness and Ethics*, London/Chicago 2013.

Gernhardt, Robert: *Gesammelte Gedichte 1954–2006*, Frankfurt a. M. 2008.

Green, John: *The Fault in Our Stars*, New York 2012.

Gubar, Susan: *Memoir of a Debulked Woman: Enduring Ovarian Cancer*, New York/London 2012.

Guibert, Hervé: *Dem Freund, der mir nicht das Leben gerettet hat,* übers. v. Hinrich Schmidt-Henkel, Berlin 2021.

Guibert, Hervé: *Zytomegalievirus. Krankenhaustagebuch,* übers. v. Hinrich Schmidt-Henkel, Berlin 2021.

Gustafsson, Lars: *Der Tod eines Bienenzüchters,* übers. v. Verena Reichel, München 2007.

Hornbach, Stefan: *Den Hund überleben,* München 2021.

Herrndorf, Wolfgang: *Arbeit und Struktur,* Rowohlt E-Book.

Hitzer, Bettina: *Krebs fühlen. Eine Emotionsgeschichte des 20. Jahrhunderts,* Stuttgart 2020.

Kalanithi, Paul: *When Breath becomes Air,* London 2016.

Laing, Olivia: *Everybody. A book about freedom,* London 2021.

Laing, Olivia: *The Lonely City. Adventures in the Art of being alone,* Edinburgh 2017.

Lenker, Christiane: *Krebs kann auch eine Chance sein. Zwischenbilanz oder Antwort an Fritz Zorn,* Frankfurt am Main 1984.

Letts, Tracy: *August. Osage County,* New York 2008.

Link, Charlotte: *Sechs Jahre. Der Abschied von meiner Schwester,* München 2014.

Lorde, Audre: *The Cancer Journals,* London 2020.

Mann, Thomas: «Tristan», in: ders.: *Die Erzählungen,* Frankfurt a. M. 2005, S. 210–256.

Mann, Thomas: *Zauberberg,* Frankfurt a. M. 1991.

Mukherjee, Siddharta: *Der König aller Krankheiten. Krebs – Eine Biografie,* übers. v. Barbara Schaden, Köln 2017.

Muschg, Adolf: *Literatur als Therapie? Ein Exkurs über das Heilsame und das Unheilbare.* Frankfurter Vorlesungen, Frankfurt a. M. 1981.

Notaro, Tig: *I'm just a person. My year of death, cancer and epiphany,* London 2017.

Schlingensief, Christoph: *So schön wie hier kanns im Himmel gar nicht sein,* München 2010.

Schnitzler, Arthur: *Sterben,* Kindle-Version.

Schweikert, Ruth: *Hundstage,* Frankfurt a. M. 2019.

Setz, Clemens: «Geteiltes Leid», in: ders.: *Der Trost runder Dinge,* Frankfurt a. M. 2019, S. 58–100.

Sontag, Susan: *Krankheit als Metapher und AIDS und seine Metaphern,* übers. v. Holger Fliessbach, Frankfurt a. M. 2003.

Zorn, Fritz: *Mars,* Frankfurt a. M. 1999.

Serien und Filme

50/50, USA 2011, R: Jonathan Levine.

A Walk to Remember, USA 2002, R: Adam Shankman.

Breaking Bad, USA 2008–2013, R: Vince Gilligan.

Dark Victory, USA 1939, R: Edmund Goulding.

Halt auf freier Strecke, D 2011, R: Andreas Diesen.

Il était une fois ... la vie, F 1986, R: Albert Barillé.

Kill Bill Vol. 1, USA 2003, R: Quentin Tarantino.

Knockin' on Heaven's Door, D 1997, R: Thomas Jahn.

Me and Earl and the Dying Girl, USA 2015, R: Alfonso Gomez-Recon.

Minority Report, USA 2002, R: Steven Spielberg.

My Life without me, ESP/CA 2003, R: Isabel Coixet.

Paddleton, USA 2019, R: Alex Lehmann.

Restless, USA 2011, R: Gus van Sant.

The Fault in Our Stars, USA 2014, R: Josh Boone.

Andere

Notaro, Tig: *Live*, Secretly Canadian 2012.

Anmerkungen

1 Olivia Laing: *The Lonely City. Adventures in the Art of being alone*, Edinburgh 2017.

2 Zitiert nach Susan Sontag: *Krankheit als Metapher*, Frankfurt a. M. 2003, S. 10.

3 Susan Gubar: *Memoir of a Debulked Woman: Enduring Ovarian Cancer*, New York/London 2012, S.32, (eigene Übersetzung).

4 Fritz Zorn: *Mars*, Frankfurt a. M. 1999, S. 25.

5 Ebd.

6 Adolf Muschg: «Geschichte eines Manuskripts», in: Fritz Zorn: *Mars*, Frankfurt a. M. 1999, S. 16.

7 Ebd., S. 17.

8 Adolf Muschg: *Literatur als Therapie? Ein Exkurs über das Heilsame und das Unheilbare*. Frankfurter Vorlesungen, Frankfurt a. M. 1981, S. 69.

9 Ebd.

10 Ebd., S. 70.

11 Sontag: *Krankheit als Metapher*, S. 22.

12 Christiane Lenker: *Krebs kann auch eine Chance sein. Zwischenbilanz oder Antwort an Fritz Zorn*, Frankfurt a. M. 1984, S. 11.

13 Sontag: *Krankheit als Metapher*, S. 10.

14 Wolfgang Herrndorf: *Arbeit und Struktur*, Rowohlt E-Book. Kindle-Version, S 161.

15 Anne Boyer: *Die Unsterblichen. Krankheit, Körper, Kapitalismus*, Berlin 2021, S. 14.

16 Lenker: *Krebs kann auch eine Chance sein*, S. 13.

17 Bettina Hitzer: *Krebs fühlen. Eine Emotionsgeschichte des 20. Jahrhunderts*, Stuttgart 2020, S. 15.

18 Siddharta Mukherjee: *Der König aller Krankheiten. Krebs – Eine Biografie*, Köln 2017, S. 17.

19 Hitzer: *Krebs fühlen*, S. 19.

20 Vgl. Arthur W. Frank: *At the Will of the Body*, New York 2002, S. 10.

21 Vgl. ebd., S. 16f.

22 Lars Gustafsson: *Der Tod eines Bienenzüchters*, München 2007, S. 29.

23 Zorn: *Mars*, S. 132.

24 Ebd.

25 Ebd.

26 Ebd.

27 Mukherjee: *Der König aller Krankheiten*, S. 18.

28 Ebd., S. 67.

29 Ebd.

30 Tracy Letts: *August. Osage County*, New York 2008, S. 16 (eigene Übersetzung).

31 Ebd., S. 102 (eigene Übersetzung).

32 Paul Kalanithi: *When Breath becomes Air*, London 2016, S. 100.

33 Arthur W. Frank: *At the Will of the Body. Reflections on Illness*, New York 2002, S. 13.

34 Walter Matthias Diggelmann: *Schatten. Tagebuch einer Krankheit*, Frankfurt a. M. 1981, S. 12.

35 Boyer: *Die Unsterblichen*, S. 12.

36 Frank: *At the Will of the Body*, S. 13 (eigene Übersetzung).

37 Ruth Schweikert: *Tage wie Hunde*, Frankfurt a. M. 2019, S. 11.

38 Boyer: *Die Unsterblichen*, S. 69.

39 Charles Dickens: *A Tale of Two Cities*, London 2011, S. 7 (eigene Übersetzung).

40 Boyer: *Die Unsterblichen*, S. 17.

41 Tig Notaro: *Live*, Secretly Canadian 2012.

42 Christoph Schlingensief: *So schön wie hier kanns im Himmel gar nicht sein. Tagebuch einer Krebserkrankung*, München 2010, S. 27.

43 Ebd., S. 39.

44 Katharina Edtstadler: *Narrating Illness – Krankheit erzählen. Tuberkulose in Literatur und Medizin*, Wien 2016, E-Book.

45 Ebd.

46 Ebd.

47 Ebd.

48 *Paddleton*, USA 2019, R: Alex Lehmann.

49 Boyer: *Die Unsterblichen*, S. 47.

50 Hervé Guibert: *Dem Freund, der mir nicht das Leben gerettet hat*, Berlin 2021, S. 16.

51 Schlingensief: *So schön wie hier kanns im Himmel gar nicht sein*, S. 39.

52 Frank: *At the Will of the Body*, S. 37.

53 Charlotte Link: *Sechs Jahre. Der Abschied von meiner Schwester*, München 2014, S. 22.

54 Ebd.

55 Ebd.

56 *50/50*, USA 2011, R: Jonathan Levine.

57 Diggelmann: *Schatten*, S. 7.

58 Michel Foucault: *Die Geburt der Klinik. Eine Archäologie des ärztlichen Blicks*, Frankfurt a. M. 2016, S. 123.

59 Ebd.

60 Ebd., S. 124.

61 Frank: *At the Will of the Body*, S. 45.

62 Boyer: *Die Unsterblichen*, S. 66.

63 Lenker: *Krebs kann auch eine Chance sein*, S. 27.

64 Ebd.

65 Boyer: *Die Unsterblichen*, S. 41.

66 Lenker: *Krebs kann auch eine Chance sein*, S. 22.

67 Tig Notaro: *I'm just a person. My year of death, cancer and epiphany*, London 2017, S. 214 (eigene Übersetzung).

68 Lenker: *Krebs kann auch eine Chance sein*, S. 22.

69 Robert Gernhardt: «Der Dämon des Patienten», in: ders.: *Gesammelte Gedichte 1954–2006*, Frankfurt a. M. 2008, S. 881.

70 Gabriele von Arnim: *Das Leben ist ein vorübergehender Zustand*, Hamburg 2021, S. 113.

71 Emmanuele Coccia: *Das Zuhause. Philosophie eines scheinbar vertrauten Ortes*, München 2022, S. 7.

72 Ebd.

73 David Foster Wallace: «This is water.» URL: https://fs.blog/david-foster-wallace-this-is-water/

74 Sontag: *Krankheit als Metapher*, S. 48.

75 Frank: *The Wounded Storyteller*, S. 2 (eigene Übersetzung).

76 Arthur Schnitzler: *Sterben*, Kindle-Version, S. 42.

77 Sontag: *Krankheit als Metapher*, S. 15/16.

78 Schnitzler, *Sterben*, S. 85.

79 Ebd., S. 53.

80 Hervé Guibert: *Zytomegalievirus. Krankenhaustagebuch*, Berlin 2021, S. 14.

81 Boyer: *Die Unsterblichen*, S. 200.

82 Thomas Mann: «Tristan», in: ders.: *Die Erzählungen*, Frankfurt a. M. 2005, S. 210–256, hier S. 210.

83 Ebd., S. 211.

84 Schlingensief: *So schön wie hier kanns im Himmel gar nicht sein*, S. 255.

85 Zorn: *Mars*, S. 225.

86 Boyer: *Die Unsterblichen*, S. 6.

87 Die Gedanken stammen aus dem Essay «Breast Cancer: Power vs. Prothesis», der in ihrem Krebstagebuch erschienen ist. Audre Lorde: *The Cancer Journals*, London 2020.

88 Audre Lordes Tagebücher bilden hier eine Ausnahme. Einige Autorinnen haben auch während ihrer Krankheitszeit Aufzeichnungen gemacht, sie jedoch erst in leichteren Phasen oder danach in Buchform gebracht.

89 Zitiert nach Marcus Gärtner / Kathrin Passig: «Nachwort», in: Herrndorf: *Arbeit und Struktur*, S. 440.

90 Kalanithi: *When Breath becomes Air*, S. 6 (eigene Übersetzung).

91 Joan Didion: *Das Weiße Album*, Berlin 2022, S. 11.

92 Ebd., S. 11f.

93 Ebd., S. 12.

94 Clemens Setz: «Geteiltes Leid», in: ders.: *Der Trost runder Dinge*, Frankfurt a. M. 2019, S. 58–100, hier S. 74.

95 Gernhardt: «Einmal Sieger immer Sieger», in: ders.: *Gesammelte Gedichte*, S. 901.

96 Björn Scheele: «Es lebe der König», in: *ZeitOnline*, 29.06.2006, www.zeit.de/online/2006/27/Armstrong-Tour-de-France

97 Ebd.

98 Ebd.

99 Roland Barthes: *Roland Barthes. Über mich selbst*, München 1978, S. 50f.

100 Ebd., S. 51.

101 Ebd.

Bregje Hofstede

Einschlafen
Wie eine Schlaflose die Nacht zurückerobert

Aus dem Niederländischen von
Christiane Burkhardt und Janine Malz
285 Seiten, geb. mit Schutzumschlag und Lesebändchen

Sie hat alles ausprobiert: angefangen bei Gute-Nacht-Tees
über Ohrenstöpsel und dunkle Gardinen bis hin zu Tabletten. Doch nichts hilft. Die Schlaflosigkeit bleibt – und eine
intensive Suche beginnt.
In 24 (!) Kapiteln erforscht die Schriftstellerin Bregje
Hofstede den Schlaf, der in ihrer Kindheit so selbstverständlich war wie Atmen und im Lauf der Jahre irgendwann abhandengekommen ist. Gekonnt schlägt sie – aus-
gehend von persönlichen Erfahrungen – den Bogen zu
Wissenschaft, Literatur und Geschichte und betrachtet
das Verhältnis zwischen Körper und Geist, Mensch und
Moderne, Individuum und Gesellschaft.

OKTAVEN

Bregje Hofstede

Die Wiederentdeckung des Körpers
Essay über Burn-out

Aus dem Niederländischen von
Christiane Burkhardt und Janine Malz
135 Seiten, geb. mit Schutzumschlag und Lesebändchen

Eindrücklich erlebte Bregje Hofstede, wie sie sich ihrem Körper entfremdete, wie ihr Körper zum bloßen Lastenträger ihres Kopfes und ihrer schreibenden Hand wurde – bis sie mit 24 Jahren tief in einem Burn-out landete. Lebensnah, beherzt und klug erzählt sie, wie sie lernte, ihren Körper wieder anzunehmen.
Es ist ein Stück Lebenskunst, das ebenso Literatur geworden ist – feinfühlig, vital und einnehmend.

Wie können Kopf und Körper sich so gegenseitig entfremden, dass nichts mehr weitergeht im Leben? Was heißt es, einen Körper zu haben, ja ein Körper zu sein? Und – für eine junge Schriftstellerin, deren erster Roman überaus Beachtung hervorrief – was hat es für eine Bedeutung, einen weiblichen Körper zu haben?

OKTAVEN

Lavinia Greenlaw

Tonspuren
Erinnerungen an eine Jugend

Aus dem Englischen von Anne Braun
272 Seiten, geb. mit Schutzumschlag und Lesebändchen

Herausgerissen aus ihrem vertrauten Londoner Umfeld und ins ländliche Essex verpflanzt, entdeckt Lavinia Greenlaw, entwurzelt und einsam, zwischen Klavier-und Geigenunterricht, den abendlichen Madrigalchorproben der Mutter, Opernbesuchen mit dem Vater und Radio Luxemburg ihre Liebe und Faszination für die Musik. Mit der beginnenden Pubertät setzt eine lange Identitätskrise ein. Ihre chamäleonartige Zugehörigkeit zu verschiedenen Musikrichtungen wird zu ihrer sozialen Währung, während sie versucht, sich anzupassen.

Greenlaws Aufzeichnungen sind ein poetisches Erinnerungsbuch und ein leidenschaftliches Plädoyer für die Macht und die Kraft von Musik. Und es erinnert uns daran, wie inspirierend der richtige Song zur richtigen Zeit sein kann.

OKTAVEN

Hannes Wallrafen

Der blinde Fotograf
Eine Autobiografie

Aus dem Niederländischen von Rolf Erdorf
352 Seiten, geb. mit Schutzumschlag und Lesebändchen

Der renommierte Fotograf Hannes Wallrafen erblindete im Alter von 53 Jahren. Die Welt entrückte zur visuellen Erinnerung. Dann entdeckte er die Möglichkeit, Bilder mithilfe von Geräuschen und Klängen auszudrücken. Unsentimental berichtet Wallrafen von seinem Leben im Nachkriegsdeutschland, von seiner Karriere als Dokumentarfotograf in den Niederlanden und seiner Entwicklung zum Audiografen.

OKTAVEN